高职高专护理专业实训教材

生理学实训

主　编　王家乐

副主编　朱洁平

编　者（以姓氏笔画为序）

王　杰（亳州职业技术学院）

王家乐（铜陵职业技术学院）

朱洁平（皖西卫生职业学院）

吴　俊（宣城职业技术学院）

陈龙华（铜陵职业技术学院）

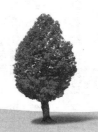

东南大学出版社
SOUTHEAST UNIVERSITY PRESS
·南京·

图书在版编目(CIP)数据

生理学实训 / 王家乐主编. —南京：东南大学出

版社,2014.1（2020.1 重印）

高职高专护理专业实训教材 / 王润霞主编

ISBN 978-7-5641-4630-6

Ⅰ. ①生… Ⅱ. ①王… Ⅲ. ①人体生理学－高等职业

教育－教材 Ⅳ. ①R33

中国版本图书馆 CIP 数据核字(2013)第 262912 号

生理学实训

出版发行	东南大学出版社	
出 版 人	江建中	
社　　址	南京市四牌楼 2 号	
邮　　编	210096	
经　　销	江苏省新华书店	
印　　刷	南京工大印务有限公司	
开　　本	787 mm×1 092 mm 1/16	
印　　张	6.75	
字　　数	168 千字	
版　　次	2014 年 1 月第 1 版 2020 年 1 月第 5 次印刷	
书　　号	ISBN 978-7-5641-4630-6	
定　　价	16.00 元	

* 本社图书若有印装质量问题,请直接与营销部联系,电话:025—83791830。

高职高专护理专业实训教材编审委员会
成 员 名 单

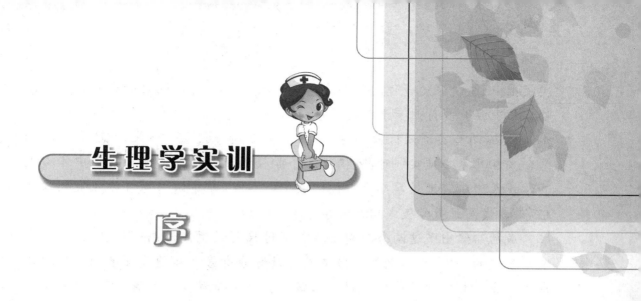

序

　　《教育部关于"十二五"职业教育教材建设的若干意见》（教职成〔2012〕9号）文中指出："加强教材建设是提高职业教育人才培养质量的关键环节，职业教育教材是全面实施素质教育，按照德育为先、能力为重、全面发展、系统培养的要求，培养学生职业道德、职业技能、就业创业和继续学习能力的重要载体。加强教材建设是深化职业教育教学改革的有效途径，推进人才培养模式改革的重要条件，推动中高职协调发展的基础工程，对促进现代化职业教育体系建设、切实提高职业教育人才培养质量具有十分重要的作用。"按照教育部的指示精神，在安徽省教育厅的领导下，安徽省示范性高等职业技术院校合作委员会（A联盟）医药卫生类专业协作组组织全省10余所有关院校编写了《高职高专药学类实训系列教材》（共16本）和《高职高专护理类实训系列教材》（13本），旨在改革高职高专药学类专业和护理类专业人才培养模式，加强对学生实践能力和职业技能的培养，使学生毕业后能够很快地适应生产岗位和护理岗位的工作。

　　这两套实训教材的共同特点是：

　　1. 吸收了相关行业企业人员参加编写，体现行业发展要求，与职业标准和岗位要求对接，行业特点鲜明。

　　2. 根据生产企业典型产品的生产流程设计实验项目。每个项目的选取严格参照职业岗位标准，每个项目在实施过程中模拟职场化。护理专业实训分基础护理和专业护理，每项护理操作严格按照护理操作规程进行。

　　3. 每个项目以某一操作技术为核心，以基础技能和拓展技能为依托，整合教学内容，使内容编排有利于实施以项目导向为引领的实训教学改革，从而强化了学生的职业能力和自主学习能力。

　　4. 每本书在编写过程中，为了实现理论与实践有效地结合，使之更具有实践性,还邀请深度合作的制药公司、药物研究所、药物试验基地和具有丰富临床护理经验的行业专家参加指导和编写。

5. 这两套实训教材融合实训要求和岗位标准使之一体化,"教、学、做"相结合。在具体安排实训时,可根据各个学校的教学条件灵活采用书中体验式教学模式组织实训教学,使学生在"做中学",在"学中做";也可按照实训操作任务,以案例式教学模式组织教学。

成功组织出版这两套教材是我们通过编写教材促进高职教育改革、提高教学质量的一次尝试,也是安徽省高职教育分类管理和抱团发展的一项改革成果。我们相信通过这次教材的出版将会大大推动高职教育改革,提高实训质量,提高教师的实训水平。由于编写成套的实训教材是我们的首次尝试,一定存在许多不足之处,希望使用这两套实训教材的广大师生和读者给予批评指正,我们会根据读者的意见和行业发展的需要及时组织修订,不断提高教材质量。

在教材编写过程中,安徽省教育厅的领导给予了具体指导和帮助,A联盟成员各学校及其他兄弟院校、东南大学出版社都给予大力支持,在此一并表示诚挚的谢意。

安徽省示范性高等职业技术院校合作委员会

医药卫生协作组

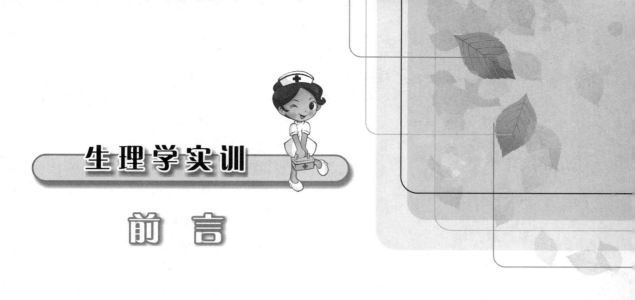

前　言

我国的职业教育发展已有近二十年的历史,特别是近几年,在国务院和教育部的高度重视下,职业教育得到了蓬勃有序的发展,规模不断壮大,对职业教育人才培养提出了更高、更明确的要求。在这种形势下,更需要开创性地创建符合职业教育规律的教育新理念、新模式和新的课程改革,为职业教育的发展作出贡献。为此,东南大学出版社组织了部分高职院校的一线教师,编写了整套医学护理专业实训教材,以期实现高职教学、实训的规范化和整体化。

《生理学》是一门实验性科学,它的所有知识都来源于临床实践和实验研究,因此重视、规范、强化生理学实训是《生理学》教学中必不可少的部分。《生理学实训》教材在编写过程中,以"贴近学生、贴近社会、贴近岗位"为基本原则,紧扣"以学生为中心"的教材编写理念,体现"以就业为导向,以能力为本位,以发展技能为核心"的基本思想。在编写过程中,为了更好地体现职业教育的"必需、够用"原则,我们根据国家对职业教育的要求,结合医学专业的特点及多年的实际工作经验,对《生理学实训》教材进行了有效的增删取舍,强化了部分人体实验,摒弃了某些传统的生理实验方法,同时在每一实训后增加了思考题,以拓宽学生们的知识面,并增设了实训技能考核评价标准。对每一实训项目做到图文并茂、简洁实用、易于操作。

全书共精选了 20 个实训内容。王家乐编写了生理学实验总论及实训八;朱洁平编写了实训七、十二、十三、十四;陈龙华编写了实训三、四、五、六、十五;王杰编写了实训一、二、九、十、十一、十六;吴俊编写了实训十七、十八、十九、二十。本书在编写过程中主要参考了沈岳良、郭益民、刑军、彭波、李茂松、汪光宣等主编的生理实验指导教材,在此一并表示感谢。

由于编者知识、水平、能力的局限,难免有错误,恳切希望各位读者不吝赐教,力求在今后的工作中改进、提高。

编　者

2013 年 7 月

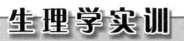

目 录

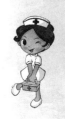

第一章　生理学实验总论

　　生理学是研究正常机体生命活动规律的一门科学,属医学基础主干课程,是联结医学基础课程与临床课程的桥梁和纽带。生理学又是一门实验性科学,它的所有知识都来源于临床实践和实验研究。因此重视、规范、强化生理学实验是生理学教学中必不可少的部分。生理学实验教学的目的旨在培养学生观察事物、分析问题、解决问题的能力,以及思维方式、基本技能、严谨求实的科学态度和团体协作的精神;同时使学生能更深入地理解生理学基本理论与基础知识,为今后的学习和工作打下良好的基础。

第一节　生理学实验的目的和要求

一、生理学实验的目的

　　1. 通过相应的实验,使学生了解获得生理学知识的科学方法,验证和巩固生理学的基本理论,提高学习生理学的兴趣与自觉性,培养获取知识和创新思维的能力。

　　2. 初步掌握生理学实验的设计方法、指标测量方法和基本操作技术,培养学生实践动手能力及理论知识的应用能力。

　　3. 培养学生客观地观察、分析问题和独立思考、解决问题的能力,树立严谨求实的科学态度和团体协作的精神。

　　4. 通过对实验结果的分析、总结和实验报告的书写,提高学生的书面表达能力,初步掌握科学论文写作的基本格式。

二、生理学实验的基本要求

（一）实验课前

1. 仔细阅读实验指导教材,了解实验的目的、原理、操作步骤及注意事项。

2. 结合实验内容复习相关理论知识,充分理解实验的设计原理和意义,做到心中有数,力求提高实验课的学习效果。

3. 查阅相关文献,预测实验结果,并用已知的理论知识对其加以解释;预测实验中可

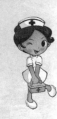

能会发生的问题,并思考应对措施。

（二）实验期间

1. 严格遵守并认真执行实验室的规章制度。按规定着装,并根据指导教师的要求进行分组,进入指定的实验室和实验区。

2. 实验器材的摆放要整齐、清洁、有序,取用方便,尽力避免实验中有可能出现的差错。

3. 认真听取指导教师的讲解,注意观察示教操作;按操作规程正确使用仪器和器材,注意安全,注意爱护实验动物及标本,节省消耗性实验用品。

4. 实验小组各成员应积极参与实验,相互配合,根据不同的实验项目,轮流担任不同的角色,以得到全面锻炼;在比较复杂的实验中应明确分工、统一指挥、积极协作,以确保实验的顺利进行。

5. 严格按照实验步骤操作,并以严肃认真的科学态度仔细、耐心地观察实验过程中出现的现象,及时、如实地做好实验记录,并联系理论内容进行思考。

6. 实验中用过的腐蚀性试剂、动物器官及组织等应倒入指定的容器内,统一处理。放射性污染物应严格按规定要求放置,避免造成大范围污染。

（三）实验课后

1. 整理实验用具

（1）关闭所用实验仪器和外围设备的电源开关,罩好仪器防尘罩。

（2）洗净、擦干所用器械,由组长清点交还负责老师。如有损坏或缺失,应及时报告指导教师。

（3）清洁实验台面,将器材按实验前摆放整齐。

（4）将存活动物或死亡动物分置于指定场所。

2. 认真整理、分析实验记录,作出结论。书写实验报告,按时送交指导教师评阅。如有条件的学校,可用 MedLab 系统提交电子实验报告。

3. 轮流值日生负责清扫实验室和走廊的卫生,关闭水、电开关和门窗,倒掉垃圾。

第二节　生理学实验方法

生理学是一门实验性学科,其大部分理论知识来源于各种生理学实验,生理学实验是人为地对某些实验对象施加影响,以便观察它们的变化规律,从而在实验结果的分析、推理中寻求各种生理活动的现象、影响因素及机制。生理学实验多以动物为实验对象,但其获取的理论数据不能直接应用于人体。如需做人体实验时,应必须遵从知情、自愿和非创伤性原则。对生理学有创实验来说,目前采用的都是急性动物实验,而慢性动物实验则很少采用。

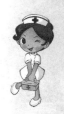

一、急性动物实验

急性动物实验通常是将动物固定,在局部麻醉或全身麻醉的状态下进行实验,实验后将动物处死。实验中可按实验需要分离出血管或神经,打开胸腔或腹腔,如描记血压、呼吸等。这是生理学教学实验中经常采用的方法,其实验条件易于控制,可在较短时间内获取实验结果,便于阐明一些现象和理论。如果实验是直接在动物体上进行,称急性动物整体实验,是在整体水平上观察各系统功能变化的一种实验方法,此法较易控制,适合于综合性实验。而将动物的器官、组织或细胞从动物体内取出,在人工条件下进行观察,称急性离体实验。急性离体实验可排除在整体情况下体内种种复杂因素的干扰,直接观察标本的各项指标,如离体心脏、离体腓肠肌等。然而急性动物实验是在动物非正常状态下进行,其实验结果往往会有所出入,需慎重对待。

二、慢性动物实验

慢性动物实验是指在无菌条件下,对动物施行一定的实验手术,待其恢复健康后再行实验和观察;或将一定的致病因素作用于动物,复制成各种疾病模型再行研究和观察。慢性动物实验保持了实验动物的完整统一性,使动物处于比较接近自然的状态,故所观察到的实验结果比较符合客观实际。但由于实验周期长,对实验设备及技术要求高,且干扰因素多而又不易控制,所以难度较大。在生理学实验教学中很少采用,而更多地应用于科研工作中。

第三节 生理学实验常用手术器械及使用方法

在生理学动物实验中需要使用一些手术器械,这些手术器械的种类、样式类似于人用外科手术器械,但也有部分特殊器械。如何选择使用手术器械,是手术操作顺利进行的保证。常用的手术器械及使用方法如下:

1. 手术刀 主要用于切开皮肤和解剖组织。手术刀有刀片和刀柄两部分。手术刀片有圆、尖、弯刃及大、小、长、短之分,手术刀柄也有大小及长短之分(图1-1),具体可根据实验的需要选用。

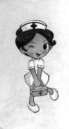
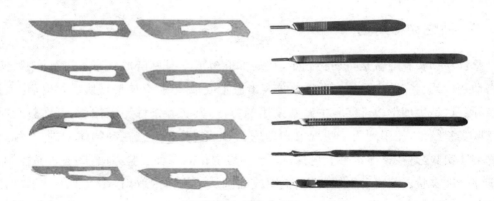

图 1 - 1　各式刀片和刀柄

常用的执刀方法有四种(图 1 - 2)：

(1) 持弓式：是最常用的一种执刀方式,动作范围广而灵活,用于腹部、颈部等处的皮肤切口。

(2) 执笔式：适用于用力轻柔且需操作精细的短小切口,如解剖血管、神经等。

(3) 握持式：适用于切割范围较广、用力较大的切口,如截肢、切开较长的皮肤切口等。

(4) 反挑式：适用于向上挑开组织,以免损伤深部组织器官。

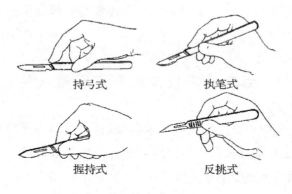

持弓式　　　　　　执笔式

握持式　　　　　　反挑式

图 1 - 2　常用的执刀方法

2. 剪刀　包括粗剪刀和组织剪(图 1 - 3)。粗剪刀用于剪实验动物皮毛及蛙类的骨、肌肉等粗硬组织。组织剪分尖头剪和钝头剪,其尖端有直、弯之别,主要用于剪神经和血管等细软组织,此外也可用于分离组织,即利用剪刀的尖端插入组织间隙,分离无大血管走行的结缔组织等。持剪方式见图 1 - 4。

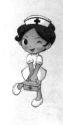

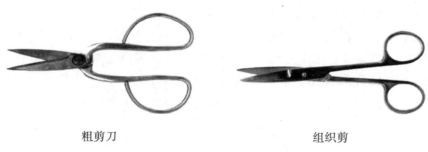

粗剪刀　　　　　　　　　　　　　组织剪

图 1-3　剪刀

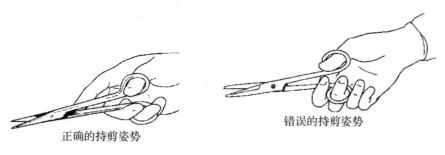

正确的持剪姿势　　　　　　　错误的持剪姿势

图 1-4　剪刀及持剪方式

3. 手术镊　手术镊有圆头、尖头两种。其尖端有直、弯之别，又可分有齿和无齿（图1-5），主要用于夹持或提捏组织，以便剥离、剪开或缝合。有齿镊主要用于夹捏较坚韧的组织，如皮肤、筋膜、肌肉等；无齿镊则用于夹捏细软较脆的组织，如血管、筋膜等。正确的执镊方法如图1-6所示，是以拇指对食指和中指，分别执住镊的两脚。

尖头镊　　　　　　　　　　　　圆头镊

有齿镊　　　　　　　　　　　　眼科镊

图 1-5　手术镊

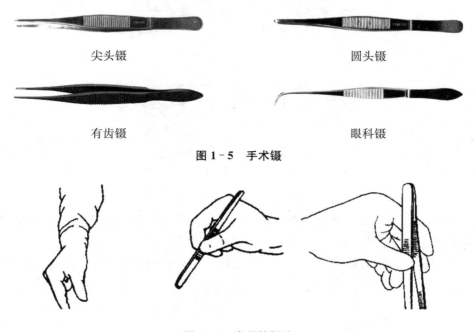

图 1-6　常用持镊法

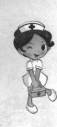

4. 血管钳（止血钳）　血管钳分为直、弯、全齿和平齿等不同类型（图1-7）。血管钳主要用于夹持血管或出血点，以达止血作用，此外也可用于提拉、分离组织，牵引缝线等。直血管钳用于表浅部位或皮下止血；弯血管钳用于较深部位止血；蚊式血管钳较小，适于分离小血管和神经周围的结缔组织。血管钳的使用方法基本同手术剪，但血管钳柄环间有齿，可咬合锁住，放开时，插入钳柄环口的拇指和无名指相对挤压即可（图1-8）。

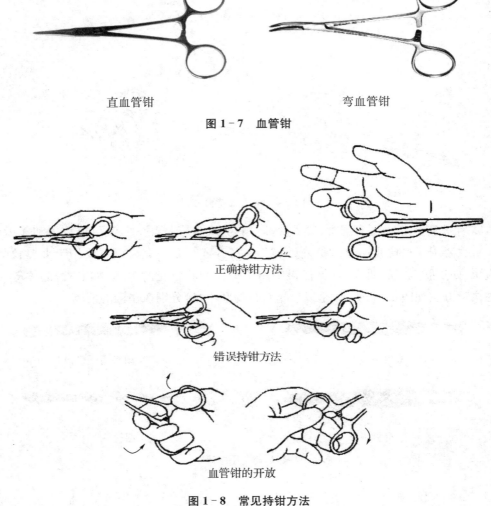

直血管钳　　　　　　　　　　　　　弯血管钳

图1-7　血管钳

正确持钳方法

错误持钳方法

血管钳的开放

图1-8　常见持钳方法

5. 咬骨钳　用于打开颅腔和骨髓腔时咬切骨质。咬骨钳有蝶式和剪式两种［图1-9(a)］，前者用于咬切片状骨，后者用于剪切骨质。

6. 颅骨钻　开颅时钻孔用。可根据所需骨窗的大小选用不同口径的钻头［图1-9(b)］。

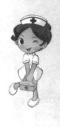

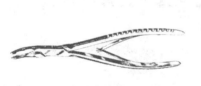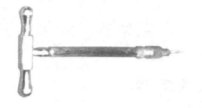

（a）咬骨钳　　　　　　　　　　　　（b）颅骨钻

图 1 - 9　咬骨钳和颅骨钻

7. 金属探针　用于破坏蛙类脑和脊髓的专用器械[图 1 - 10（a）]。

8. 玻璃分针　用于分离神经和血管等组织[图 1 - 10（b）]。

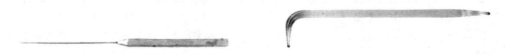

（a）金属探针　　　　　　　　　　　（b）玻璃探针

图 1 - 10　金属探针和玻璃探针

9. 蛙心夹　使用时一端夹住蛙心,另一端借缚线连于换能器,以进行心脏活动的描记。

10. 动脉夹　用于阻断动脉血流[图 1 - 11（a）]。

11. 蛙板　约 20 cm×15 cm 的木板,用于固定蛙类,可用大头钉将蛙腿固定在木板上,以便进行操作。

12. 气管插管　急性动物实验时插入气管,以保证呼吸通畅[图 1 - 11（b）]。

13. 血管插管　动脉插管在急性动物实验时插入动脉,另一端接换能器或水银检压计,以记录血压。静脉插管插入静脉后固定,以便放血、注射药物等。

14. 铜锌弓　用于对蛙类的神经和肌肉标本施加刺激,以检查其兴奋性[图 1 - 11（c）]。

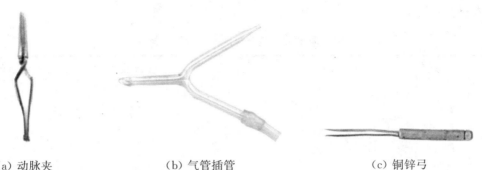

（a）动脉夹　　　　　　　（b）气管插管　　　　　　　（c）铜锌弓

图 1 - 11　气管插管、动脉夹和铜锌弓

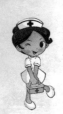

第四节 生理学实验常用溶液及麻醉药品

一、生理溶液

在进行离体器官或组织实验时,为了维持标本的"正常"功能活动,需尽可能地使标本所处的环境因素与体内相近,这些因素包括:酸碱度、渗透压、电解质含量、温度及某些营养物质。这样的溶液称为生理代用液,或称生理溶液。常用的生理溶液有生理盐水、任氏液(Ringer)、乐氏液(Locke)及台氏液(Tyrode)。其成分及配制见表1-1。

表1-1 常用生理溶液的配制方法

成分	任氏液 (两栖类)	乐氏液 (哺乳类)	台氏液 (哺乳类)	生理盐水 (两栖类)	生理盐水 (哺乳类)
氯化钠(g)	6.50	9.00	8.00	6.50	9.00
氯化钾(g)	0.14	0.42	0.20	—	—
氯化钙(g)	0.12	0.24	0.20	—	—
碳酸氢钠(g)	0.20	0.15	1.00	—	—
磷酸二氢钠(g)	0.01	—	0.05	—	—
氯化镁(g)	—	—	0.10	—	—
葡萄糖(g)	2.00(可不加)	1.00~2.50	1.00	—	—
蒸馏水	加至1 000 ml				

生理溶液不宜久置,故一般临用临配。为方便配制,最好事先配好各种成分的基础液,临用时按所需量取基础液置于瓶中,加蒸馏水到定量刻度即可。需注意的是,在配制任氏液和台氏液时,应先将原液混合并加入蒸馏水,最后再逐滴加入氯化钙,同时要边加边搅拌,以免形成不溶解的钙盐沉淀;另外葡萄糖应在用前临时加入,以免滋长细菌。具体配制见表1-2。

表1-2 基础溶液的浓度及配制方法

成分	浓度(%)	任氏液(ml)	乐氏液(ml)	台氏液(ml)
氯化钠	20	32.5	45.0	40.0
氯化钾	10	1.4	4.2	2.0
氯化钙	10	1.2	2.4	2.0
磷酸二氢钠	1	1.0	—	5.0
氯化镁	5	—	—	2.0
碳酸氢钠	5	4.0	2.0	20.0
葡萄糖		2 g(可不加)	1.0~2.5 g	1.0 g
蒸馏水		加至1 000 ml		

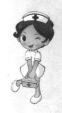

二、麻醉药品

在急、慢性动物实验中,对动物手术之前,必须对动物进行麻醉,以减少实验中动物的疼痛,保持动物安静,确保实验能够顺利进行。麻醉必须适度,过浅或过深都会影响手术或实验的进程和结果。在使用麻醉剂时应注意以下几个方面:

1. 麻醉剂的用量,除可参照表1-3外,还应考虑个体差异。一般来说,衰弱和过胖的动物,其单位所需剂量较小。在使用麻醉剂过程中,尤其是采用静脉注射时,速度要慢(3～5 min注射完麻醉剂),随时观察,否则易致动物死亡。

2. 麻醉药在注射前应加热至体温水平,并检查有无混浊或沉淀。药物宜临时配用,不应久置。

3. 最佳麻醉深度的指标是:皮肤夹捏反应消失,头颈及四肢肌肉松弛,动物卧倒,呼吸深慢而平稳,瞳孔缩小,角膜反射明显迟钝或消失。

4. 麻醉过程中,如动物出现挣扎、呼吸急促及鸣叫等反应时,常提示麻醉过浅,此时可补充麻醉药,但一次补充剂量不宜超过总量的1/5。

5. 麻醉过量时,动物可出现呼吸深慢、不规则,甚至呼吸停止、血压下降、心跳微弱或停止。此时应立即予以相应的急救处理,待恢复正常后方可继续实验。

常用麻醉药品的用途和用法见表1-3。

表1-3　常用麻醉药品的用法及用量

麻醉药名	动物	给药途径	给药剂量(mg/kg)	常配浓度(%)	给药量(ml/kg)	维持时间
戊巴比妥钠	狗、猫、兔	静脉、腹腔	30～42	3	1.0	3～5 h,中途加1/5量可维持1 h以上,麻醉力强,易抑制呼吸
	豚鼠	腹腔	40～50	2	2.0～2.5	
	大、小白鼠	腹腔	45	2	2.3	
氨基甲酸乙酯(乌拉坦)	狗、猫、兔	静脉、腹腔	750～1 000	20	5.0	4～5 h,应用安全,毒性小,更适用于小动物麻醉
	大、小白鼠	肌肉	1 350	20	7.0	
	蛙类	淋巴囊	2 000	20	10.0	
硫喷妥钠	狗、猫、兔	静脉、腹腔	25～50	2	1.3～2.5	0.5～1 h,麻醉力最强,注射宜慢。水溶液不稳定,必须临时配制
	大、小白鼠	腹腔	50～100	1	5.0～10.0	
巴比妥钠	猫	腹腔 口服	200 400	5 10	4.0 4.0	4～6 h,麻醉诱导期较长,深度不易控制
	兔	静脉	200	5	4.0	
	鼠类	腹腔	200	2	10	

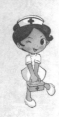

续表 1-3

麻醉药名	动物	给药途径	给药剂量 （mg/kg）	常配浓度 （%）	给药量 （ml/kg）	维持时间
氯醛糖	狗、猫、兔	口服 皮下 静脉	60～80	2	2.5	3～4 h,抑制呼 吸及血管中枢 作用小
	大白鼠	腹腔	80～100	2	2.5	

第五节 生理学实验常用动物

实验动物是经人工培育,对其携带的微生物实行控制、遗传背景明确或来源清楚,专用于科学研究、教学、生物制品或药品鉴定以及其他科学实验的动物。利用实验动物进行医学生物学研究,能保证动物实验的准确性、敏感性和可重复性。实验动物可以部分代替人类作为研究机体正常生命活动规律的对象。生理学实验中常用的动物有:蛙(蟾蜍)、家兔、小白鼠、大白鼠、豚鼠、猫和狗等。

1. 蛙和蟾蜍 二者均属脊椎动物门,两栖纲,无尾目类动物,是脊椎动物由水生向陆生过渡的中间型(图 1-12)。其离体心脏在适宜环境中可保持较长时间的节律性跳动,多用于研究心脏生理、药物对心脏的作用等。蛙(蟾蜍)的体型小,神经肌肉标本易于制备,其腓肠肌和坐骨神经是研究外周神经、运动终板等生理功能的理想材料,且价格低廉,易于获得。

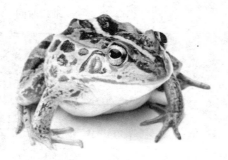 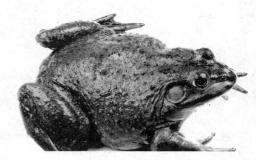

（a）蛙　　　　　　　　　　　　　（b）蟾蜍

图 1-12 蛙和蟾蜍

2. 家兔 属于脊椎动物门,哺乳纲,啮齿目,兔科[图 1-13(a)]。其性情温顺、胆小,是生理学实验教学中较多采用的实验动物。其耳大,血管清晰,易于注射和采血。颈部有减压神经独立分支,便于研究减压神经与心血管活动的关系;纵隔由两层纵隔膜组成,将胸腔分为左右两部分,互不相通,适用于急性心血管实验及呼吸实验;肠管长、壁薄,对儿茶酚胺类反应灵敏,可用于小肠平滑肌生理学特性的观察;此外还可用于尿生成等多种其他实验。

3. 小白鼠 属于脊椎动物门,哺乳纲,啮齿目,鼠科,是医学实验中用途最广泛和最常用的动物[图 1-13(b)]。因其易于人工繁殖,且繁殖周期短,生长快,价格低廉,适用于动物需求量较大的实验,如药物的筛选、半数致死量或半数有效量的测定等。

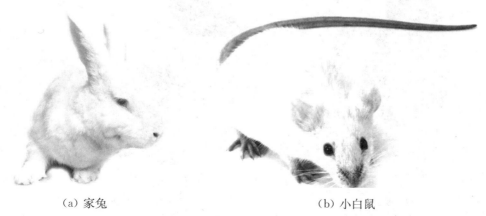

（a）家兔　　　　　　　　　　　　　　（b）小白鼠

图 1-13　家兔和小白鼠

4. 大白鼠　属于脊椎动物门,哺乳纲,啮齿目,鼠科[图 1-14(a)]。其性情不如小白鼠温顺,受惊时表现凶恶,易咬人。由于其垂体-肾上腺系统发达,应激反应灵敏,适用于内分泌方面研究;也可用大白鼠进行胆管插管收集胆汁,或从胸导管采集淋巴液等。

5. 豚鼠(荷兰猪)　属于脊椎动物门,哺乳纲,啮齿目,豚鼠科[图 1-14(b)]。其性情温顺,胆小易惊,很少咬伤实验操作人员。豚鼠对组胺敏感,并易于致敏,常用于抗过敏药物的实验;又因耳壳大,药物易于进入中耳和内耳,常用于内耳迷路等实验研究;也可用于离体心脏、子宫及肠管等实验。

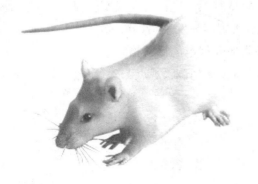
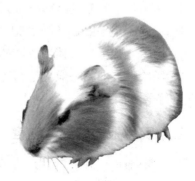

（a）大白鼠　　　　　　　　　　　　　（b）豚鼠

图 1-14　大白鼠和豚鼠

6. 猫　属于脊椎动物门,哺乳纲,食肉目,猫科[图 1-15(a)]。其循环系统发达,血压比兔稳定,血管壁坚韧,适用于循环功能的急性实验;猫的大脑和小脑发达,也常用来做去大脑僵直、姿势反射等神经生理学实验。

7. 狗　属于脊椎动物门,哺乳纲,食肉目,犬科[图 1-15(b)]。狗的嗅觉、听觉都比人灵敏得多,血液循环、神经、消化系统均很发达,与人类较接近,是目前教学和基础医学研究中最重要的动物之一,尤其是在慢性动物实验研究中,意义更大。

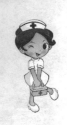

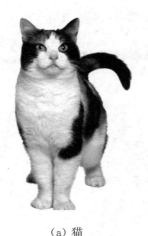
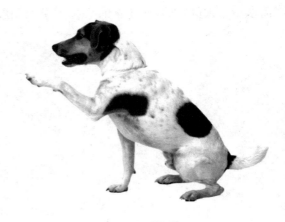

（a）猫　　　　　　　　　　　　　　（b）狗

图 1–15　猫和狗

第六节　生理学实验报告的书写

实验报告是对实验的全面总结,是综合评定实验课成绩的重要依据之一。实验报告的书写也是一项重要的基本技能训练,是今后撰写科学论文的初始演练。

一、实验报告的写作要求

1. 按照每个实验的具体要求,实事求是,认真独立地按时完成实验报告。注意:要根据实验记录写实验报告,不可凭记忆或想象,否则容易发生错误或遗漏。

2. 书写实验报告应使用统一的实验报告册和规范的撰写格式。

3. 实验报告的书写应文笔简练、语句通顺、条理清晰、观点明确、字迹工整,并正确使用标点符号。

二、实验报告的具体内容

1. 一般项目　姓名、班级、组别、日期、室温、合作者、指导教师等。

2. 实验序号和题目。

3. 实验目的和原理。

4. 实验对象如为动物,则要写明种属、性别和体重。

5. 实验方法和步骤　在实验指导书中已有的部分,可简写或省略。如实验操作改动较大,应详加记述。

6. 实验结果　是实验报告中最重要的部分,应将实验过程中所观察到的现象真实正确、全面详细地加以记述。有曲线记录的实验,应尽量用原始曲线表示实验结果,以保证结果的真实性。

7. 实验讨论　是围绕实验目的,根据已知的理论知识,通过分析和思考,尝试对实

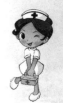

中出现的现象及结果作出客观、深入的解释,指出实验结果的生理意义。如果出现非预期结果,应分析其可能原因。

8. 实验结论　是从实验结果中归纳出的一般性、概括性的判断,也就是对该实验所能验证的概念或理论的简明总结。结论应简明扼要,切合实际,不应罗列和重复具体的结果,在实验中没有得到充分证明的问题不应写入结论中。

实验讨论和结论的书写是富有创造性的工作,应开动脑筋,积极思考,不能盲目抄袭书本。同学间可适当开展讨论,加深对实验的理解。

【附】

生理学实验报告的基本格式

姓名　　班级　　学号　　实验室(小组)

日期　　室温　　合作者

指导老师

实训名称(题目)

实训目标

实训对象

实训器材与用品

实训内容与方法

实训结果

实训结论

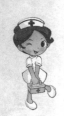

第二章 生理学操作性实验

实训一 蟾蜍坐骨神经-腓肠肌标本制备

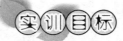

1. 学习破坏蟾蜍脑和脊髓的方法。
2. 学习并掌握蟾蜍坐骨神经-腓肠肌标本的制备方法。

实训原理

蛙类的某些基本生命活动和生理功能与哺乳类动物相似,其离体组织的生活条件比较简单,易于控制与掌握,因此在生理学实训中常用蛙类离体组织器官作为实训标本。蛙类坐骨神经-腓肠肌标本是研究神经冲动和肌肉收缩机能等最常用的实训材料,制备此标本是生理实训的一项基本且重要的操作技能。

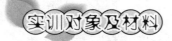

实训对象:蟾蜍。
实训材料:蛙板、蛙类常用手术器械、蜡盘、固定针、粗剪刀、培养皿、滴管、纱布、任氏液。

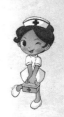

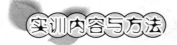

一、破坏蟾蜍脑和脊髓

用左手握住蟾蜍,背部向上;用拇指压住蟾蜍的背部,食指按压其头部前端,使头端向下低垂。右手持探针,在两耳间的凹陷处(此处与两眼的连线成等边三角形)刺入(枕骨大孔的位置)。先垂直刺入,后将针尖向前刺入颅腔,在颅腔内搅动,以破坏脑组织。再将探针退至枕骨大孔,针尖转向后方,与脊柱平行刺入椎管,以捣毁脊髓(图2-1)。

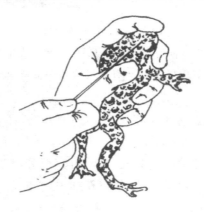

图2-1 破坏蟾蜍脑和脊髓

二、蟾蜍坐骨神经—腓肠肌标本制备

1. 制备后肢标本 用粗剪刀在颅骨后方剪断脊柱。左手握住蟾蜍下肢,大拇指抵住脊柱尾骨,右手用粗剪刀沿脊柱两侧(避开坐骨神经)剪开腹壁。此时躯干上部及内脏即全部下垂,剪除全部躯干上部及内脏组织(图2-2)。避开神经,左手持镊子夹住脊柱,右手捏住皮肤边缘,向下牵拉剥离皮肤。如果股部阻力较大,可用手钩住双股中间后再行撕剥。将全部皮肤剥除后,将剥干净的后肢放入任氏液中备用(图2-3)。

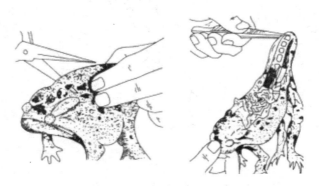

图2-2 剪除蟾蜍躯干上部及内脏

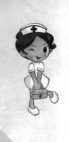

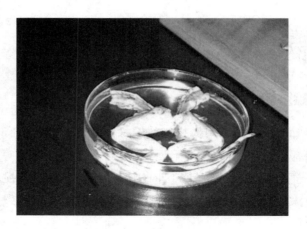

图 2-3 蟾蜍后肢标本

2. 分离两后肢 避开坐骨神经,用粗剪刀从背侧剪去骶骨,然后沿中线将脊柱剪成左右两半,再从耻骨联合正中央剪开,使两后肢完全分离。将已分离的后肢放入盛有任氏液的培养皿中。

3. 制备坐骨神经-腓肠肌标本 将一侧后肢用玻璃分针沿脊柱侧游离坐骨神经腹腔部,然后用大头针将标本背位固定于蛙板上。用玻璃分针在股二头肌和半膜肌之间的坐骨神经沟内,纵向分离暴露坐骨神经的大腿部分,直至分离至腘窝胫神经分叉处。然后剪断股二头肌腱、半腱肌和半膜肌肌腱,并绕至前方剪断股四头肌腱。自上向下剪断所有坐骨神经分支,将连着 3～4 节椎骨的坐骨神经分离出来,将已游离的坐骨神经搭在腓肠肌上。用粗剪刀自膝关节周围向上剪除并刮净所有大腿肌肉,在距膝关节约 1 cm 处剪断股骨。弃去上段股骨,保留部分即为坐骨神经-腓肠肌标本(图 2-4)。

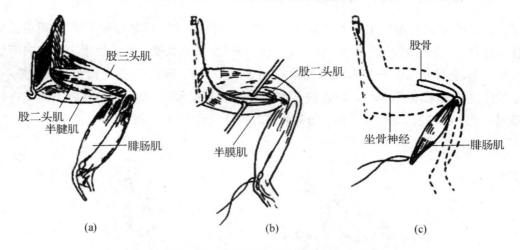

(a)　　　　　　　　(b)　　　　　　　　(c)

图 2-4 蟾蜍坐骨神经-腓肠肌标本

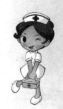

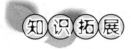

1. 防止蟾蜍皮肤分泌的蟾蜍毒液射入操作者眼内或污染实验标本。
2. 制备标本过程中,应不断滴加任氏液润湿神经和肌肉,防止其干燥。
3. 操作过程中应避免强力牵拉和手捏神经或夹伤神经肌肉。

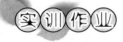

离体实验的优缺点

离体实验是利用动物的离体组织、器官或细胞,置于一定的存活条件下(如温度、营养成分、氧气、水、pH等)进行观察的一种实验方法,是生理学实验常用的方法之一。此法可排除在整体情况下体内种种复杂因素的干扰,直接观察标本的各项指标,如离体心脏、离体腓肠肌等。其优点是:方法比较简单,一般不需要很复杂的仪器设备,实验条件比较容易控制,牵涉的人力较少,因此常被列为分析性研究的一种手段。不足之处是:模拟的存活条件毕竟与整体的实际情况有较大的出入,其结果也往往与体内的变化有一定差别,因此只作为整体研究的有效补充和参考。

1. 剥去皮肤的后肢能用自来水冲洗吗?

2. 金属器械碰压或损伤神经与腓肠肌,可能引起哪些不良后果?

3. 如何保持标本的机能正常?

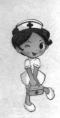

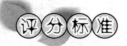

蟾蜍坐骨神经-腓肠肌标本制备实训技能考核评价标准

测试项目	技能要求	分值	得分
素质要求	仪表端庄,服装整洁;有团队合作精神;态度认真;遵守实验室守则	10	
实训准备	熟悉实训理论内容、原理,按要求准备所需的实训器材	10	
实训操作	一、实训操作规范	45	
	1. 破坏蟾蜍脑和脊髓		
	2. 剪除躯干前部、内脏及剥皮		
	3. 分离两腿		
	4. 分离坐骨神经		
	5. 分离腓肠肌		
	二、结果:标本兴奋性良好	15	
操作后整理	按要求清洁整理实训器材、实验台	5	
作业	按时完成实验报告和作业题	15	
合计		100	

（王　杰）

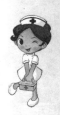

实训二 不同刺激强度和频率对骨骼肌收缩的影响

实训目标

1. 通过观察刺激强度与肌肉收缩的关系,明确阈刺激、阈上刺激、最大刺激的概念。
2. 观察不同刺激频率对骨骼肌收缩形式的影响。

实训原理

肌肉受到阈上刺激后,先产生一次动作电位,然后通过兴奋—收缩耦联机制引起肌肉的收缩反应。在一定范围内,随着刺激强度的增加,骨骼肌的收缩强度也随着增加。当阈上刺激的频率很小时,肌肉的每一次收缩是独立的、彼此分开的,即单收缩。随着刺激频率的加快,前次刺激引起的收缩还未完全舒张时,新的刺激已到达肌肉,于是肌肉在自身尚处于一定程度的缩短和张力的基础上产生新的收缩,曲线呈锯齿形,即为不完全性强直收缩。当阈上刺激频率进一步加快时,前一次刺激引起的收缩还未到达顶点时,新的刺激已到达肌肉,于是肌肉在此基础上产生新的收缩,形成收缩力的叠加,曲线的锯齿形消失,即为完全性强直收缩。

本实验在保持足够的刺激时间(电脉冲波宽)不变的条件下,通过逐步增加对蟾蜍坐骨神经的刺激强度(电脉冲振幅)和改变电脉冲刺激频率,观察刺激频率和强度对肌肉收缩的影响,并通过实践操作学习生物信号采集处理系统的使用方法。

实训对象及材料

实训对象:蟾蜍。

实训材料:蛙类手术器械、支架、肌动器、张力换能器、生物信号采集处理系统、任氏液。

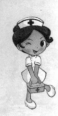
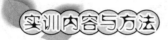

一、蟾蜍坐骨神经-腓肠肌标本制备

1. 在体标本　毁蟾蜍脑脊髓,剥去一侧下肢自大腿根部起的全部皮肤,然后将标本俯卧位固定于蛙板上。在大腿内侧的股二头肌与半膜肌之间,纵向分离坐骨神经至膝关节处,并在神经下穿线备用。然后分离腓肠肌的跟腱,穿线结扎,并连同扎线将跟腱剪下,一直将腓肠肌分离至膝关节。在膝关节旁钉一大头针,折弯压住膝关节(图2-5)。

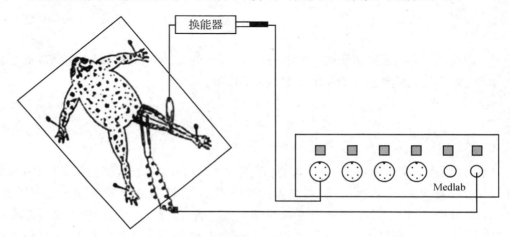

图2-5　在体标本实验装置

2. 离体标本　采用离体坐骨神经腓肠肌标本时,将肌动器固定在铁架台的微调固定器上,且与换能器平行,并把标本中预留的股骨固定在肌动器上(图2-6)。

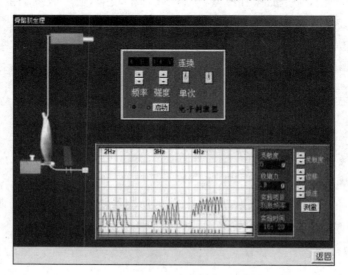

图2-6　离体标本实验装置

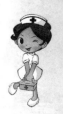

二、连接实验装置

将腓肠肌跟腱的结扎线固定在张力换能器的悬臂梁上,不宜太紧,此连线应与桌面垂直。把穿好线的坐骨神经轻轻提起,放在刺激电极上,应保证神经与刺激电极接触良好。换能器的输出端与生物信号采集处理系统的输入通道相连。启动生物信号采集系统软件,选择好通道和采样参数设置,启动记录按钮,开始记录。

三、观察实验项目

1. 刺激强度对骨骼肌收缩的影响　使用单刺激或自动强度调节方式,波宽为 1 ms,刺激强度从零开始逐渐增大,找出刚能引起肌肉出现微小收缩的刺激强度(阈强度);继续增强刺激强度,观察肌肉收缩反应是否也相应增大(即生物信号采集处理系统上记录的曲线是否相应增高);再继续增强刺激强度,直至肌肉收缩曲线不能继续升高为止。找出刚能引起肌肉出现最大收缩的最小的刺激强度,即最大刺激强度。

2. 刺激频率对骨骼肌收缩的影响　用最大刺激强度的连续刺激,刺激频率按 2 Hz、4 Hz、6 Hz、7 Hz、9 Hz、12 Hz 逐渐增加(或刺激间隔逐渐减小),分别记录不同频率时的肌肉收缩曲线,观察不同频率时的肌肉收缩变化(图 2-7)。

2 Hz 4 Hz 6 Hz　7 Hz　9 Hz　　12 Hz

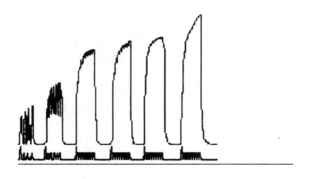

图 2-7　不同刺激频率的收缩曲线

实训注意事项

1. 实验过程中,应经常滴加任氏液于标本上,使之保持湿润。

2. 在肌肉收缩后,应让肌肉休息一定时间再做下一次刺激。

3. 肌肉做最大收缩时,刺激强度不宜太大,否则会损伤神经。

4. 实验过程中,换能器与标本连线的张力应保持不变。

5. 如果在未给刺激时肌肉即出现挛缩,是由于漏电等原因引起,需检查电器接地是否良好。

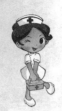

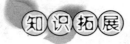

1. 本次实验能引起肌肉收缩的阈强度是＿＿＿＿＿＿＿＿＿。
2. 引起肌肉收缩的最大刺激强度是＿＿＿＿＿，肌肉收缩的最大张力是＿＿＿＿＿。

实训结论

＿＿＿＿＿＿＿＿＿＿＿＿＿＿＿＿＿＿＿＿＿＿＿＿＿＿＿＿＿＿＿＿＿＿＿

＿＿＿＿＿＿＿＿＿＿＿＿＿＿＿＿＿＿＿＿＿＿＿＿＿＿＿＿＿＿＿＿＿＿。

知识拓展

重症肌无力

　　重症肌无力(myasthenia gravis，MG)是乙酰胆碱受体抗体介导的、细胞免疫依赖的和补体参与的神经-肌肉接头处传递障碍的自身免疫性疾病,病变主要累及突触后膜上乙酰胆碱受体。本病应称为获得性自身免疫性重症肌无力,通常简称重症肌无力。基本病理变化是突触后膜表面面积减少、乙酰胆碱受体含量降低。临床特征是骨骼肌活动时容易疲劳,休息或用胆碱酯酶抑制药可以缓解。受累肌肉的分布因人因时而异,而并非某一神经受损时出现的麻痹表现。本病可见于任何年龄,我国病人发病年龄以儿童期较多见,20～40岁发病者女性较多,中年以后发病者多为男性,伴有胸腺瘤的较多见。女性病人所生新生儿,其中约10％经过胎盘转输获得烟碱型乙酰胆碱受体抗体,可暂时出现无力症状。少数有家族史,起病隐匿,也有急起暴发者。

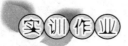

1. 通过实验得出刺激强度与骨骼肌收缩强度之间的关系是什么?

2. 为什么骨骼肌动作电位始终出现在机械收缩之前?

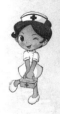

3. 为什么刺激频率增加时,肌肉收缩幅度也增大?

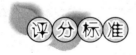

不同刺激强度和频率对骨骼肌收缩的影响技能考核评价标准

测试项目	技能要求	分值	得分
素质要求	仪表端庄,服装整洁;有团队合作精神;态度认真;遵守实验室守则	10	
实训准备	熟悉实训理论内容、原理,按要求准备所需的实训器材	10	
实训操作	一、实训操作规范 1. 在体坐骨神经-腓肠肌标本制备 2. 离体坐骨神经-腓肠肌标本制备 3. 实验装置连接 4. 观察刺激强度对骨骼肌收缩的影响 5. 观察刺激频率对骨骼肌收缩的影响	45	
	二、结果:正确记录、测量、读取实验数据	15	
操作后整理	按要求清洁整理实训器材、实验台	5	
作业	按时完成实验报告和作业题	15	
合计		100	

（王　杰）

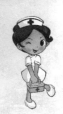

实训三　出血时间和凝血时间的测定

实训目标

1. 学会出血时间与凝血时间的测定方法。
2. 熟悉出血时间与凝血时间的正常值及临床意义。

实训原理

出血时间是毛细血管破损后,血液自行流出到自然停止的一段时间。它是反映机体止血功能的指标之一,正常值是 1～4 min(纸片法)。凝血时间是指血液从流动状态变成凝胶状态所需要的时间,正常值为 2～8 min(玻片法)。

实训对象和器材

实训对象:人。

实训器材:出血时间测定器、血压计、采血针、75％酒精棉球、干棉球、秒表、消毒滤纸条、玻片及大头针。

实训内容与方法

一、出血时间测定(测定器法)

1. 将试验对象的手臂掌心向上置于固定的台面上(台面高度最好接近心脏水平),以肘窝皮肤皱褶下方 2～3 cm,前臂外侧 1/3 处作为试验部位。

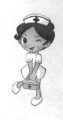

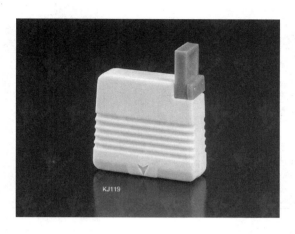

图 2-8　出血时间测定器

2. 在手臂上段缚上血压计袖带。

3. 用 75％酒精棉球消毒试验部位,然后使皮肤自然晾干至少 30 秒。

4. 在使用测定器前,给血压计袖带打气,使压力达 40 mmHg,维持 30～60 s,在测定过程中要确保压力稳定在 40 mmHg。

5. 将出血时间测定器放在前臂选定的位置上,使之贴于皮肤表面,作一垂直或平行于肘窝皮肤皱褶的切口。成人的切口长 5 mm,深 1 mm。

6. 按下秒表开始计时。

7. 每隔 30 s 用滤纸吸去从切口流出的血滴,直至出血停止。记录在皮肤上作切口直至出血停止的时间,即出血时间。

二、凝血时间测定(玻片法)

以 75％酒精棉球消毒耳垂或指端后,用消毒过的采血针刺入约 2～3 mm 深,让血自然流出。用玻片接下自然流出的第一滴血,记下时间。然后每隔 30 s 用大头针尖挑血一次,直至挑起细纤维血丝为止,即表示凝血开始。计算开始流血至挑起纤维血丝的时间,即为凝血时间。

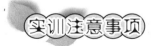

1. 采血器具要严格消毒,以防感染。

2. 采血针应锐利,刺入深度适宜,勿使组织损伤过重。

3. 针尖挑动血液时应朝一个方向横穿直挑,勿过多挑动,否则易破坏纤维蛋白网状结构,造成不凝的现象。

4. 应选伤口流出的第一滴血测定,不能挤压伤口,否则血中易混入组织液,凝血时间缩短。

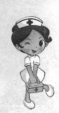

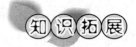

被测者姓名_____,性别_____,室温(℃)_____,出血时间_____,凝血时间_____。

实训结论

_____

_____

知识拓展

出血时间测定的临床意义

出血时间是测定皮肤受特定条件外伤后,出血自然停止所需要的时间。其长短主要受血小板数量及其功能的影响,其次是毛细血管的完整性和收缩功能的影响,而血浆凝血因子的影响则较少。出血时间正常值:WHO 推荐用出血时间测定器法(template bleeding time,TBT)测定:参考值为 2.3~9.0 min;阿司匹林耐量试验:服药后 2 h 出血时间较服药前延长 2 min 为异常。

出血时间临床意义:

(1) 出血时间延长见于:①血小板数量异常,如血小板减少症;②血小板功能异常,如血小板无力症等;③某些凝血因子缺乏,如血友病、低(无)纤维蛋白原血症和弥散性血管内凝血等;④血管疾病,如遗传性毛细血管扩张症等;⑤药物影响,如服用潘生丁、乙酰水杨酸等。

(2) 出血时间缩短,见于:某些严重的高凝状态和血栓形成。

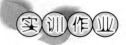

1. 何谓出血时间?测定出血时间有何意义?

2. 何谓凝血时间？测定凝血时间有何意义？

3. 影响出血时间的因素有哪些？

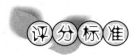

出血、凝血时间测定技能考核评价标准

测试项目	技能要求	分值	得分
素质要求	仪表端庄,服装整洁;态度认真;遵守纪律	10	
实训准备	熟悉实训理论内容,按要求准备好实训用品	10	
实训操作	一、实训操作规范	50	
	1. 选择切口部位,束缚血压计袖带		
	2. 消毒试验部位		
	3. 用测定器作一长 5 mm、深 1 mm 切口		
	4. 正确选择采血部位并消毒,采血		
	5. 正确判断血液凝固现象		
	二、结果:根据实验结果,准确计时	10	
操作后整理	按要求清洁整理实训器材、实验台	5	
作业	按时完成实验报告和作业题	15	
合计		100	

(陈龙华)

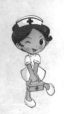

实训四　血液凝固及其影响因素

实训目标

1. 学会在各种条件下测定血液凝固所需的时间。
2. 熟悉血液凝固的基本过程及其影响因素。

实训原理

　　血液凝固过程可分为三个阶段:凝血酶原激活物的形成,凝血酶原激活成凝血酶,纤维蛋白原转变为纤维蛋白。根据凝血酶原激活物形成途径的不同,凝血分为内源性和外源性两条途径。如果直接从血管中抽血观察血液凝固,此时因凝血几乎没有组织因子参与,其凝血过程主要由内源性途径所激活。有组织因子参与的,为外源性凝血途径。

实训对象和用品

　　实训对象:家兔。
　　实训用品:干燥清洁小试管(10×7.5 mm)8 支、50 ml 小烧杯 2 个、100 ml 烧杯 3 个、10 ml 注射器、5 号针头、滴管、试管架、恒温水浴器、哺乳动物手术器械一套、兔手术台、动脉夹、塑料动脉插管、纱布碎片;20%氨基甲酸乙酯、生理盐水、肝素 8 单位、草酸钾 1~2 mg、石蜡油、冰块、肺组织浸液(取兔肺剪碎,洗净血液,浸泡于 3~4 倍量的生理盐水中过夜、匀浆离心、过滤,收集的滤液即肺组织浸液,存入冰箱备用)。

实训内容与方法

　　1. 取 8 支干燥小试管,按表 2-1 条件准备,并标记各试管。
　　2. 从兔耳缘静脉缓慢注入 20%氨基甲酸乙酯(5 ml/kg),待其麻醉后背位固定于手术台上。剪去颈部的毛,沿颈部正中线切开皮肤约 5~7 cm,分离皮下组织和肌肉,暴露气管,在气管两侧的深部找到颈总动脉,分离出一侧颈总动脉,远心端用线结扎阻断血流,近心端夹上动脉夹,用利剪作一斜切口,向心脏方向插入动脉插管,用丝线固定。需

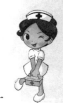

放血时开启动脉夹即可。

3. 向已准备好的试管内各注入 1 ml 兔血,开始计时,并用拇指堵住试管口倒转一次,使血液与试管内溶液混匀。

4. 自血液注入试管后,每 20 s 将试管倾斜一次,看血液是否流动,直到不流动为止,记录各试管血液凝固时间。

5. 以第 1 管的凝血时间为对照,比较其余各管的凝血过程是加速还是延缓了。

表 2-1　血液凝固及其影响因素

实验条件	结果及凝血时间(min)
①试管内放入血液 1 ml(对照管)	
②试管内放少量纱布碎片,并放入 1 ml 血液	
③用液体石蜡涂试管内表面,并放入 1 ml 血液	
④试管内放 1 ml 血,保温于 37 ℃的水浴中	
⑤试管内放 1 ml 血,将其放入冰块中	
⑥试管内放入肝素,再放入 1 ml 血,并将其混匀	
⑦试管内放 1 mg 草酸钾,再放入 1 ml 血后混匀	
⑧制备组织因子,取 0.3 ml,取血 1 ml 放入试管混匀	

注:每隔 20 s,倾斜一次试管,观察血液是否凝固。

实训注意事项

1. 试管编号必须清楚。
2. 准备好各试管按顺序连续放血。
3. 每管凝血时间的计时应从血液放入该管开始。
4. 判断凝血的标准,以试管倾斜 45°时试管内血液不流动为准。
5. 计时要准确、及时。

实训结果

1. 将不同条件下血液凝固时间记录在表 2-1 中。
2. 比较分析加速和延缓血液凝固的因素有哪些。

实训结论

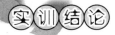

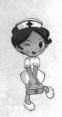

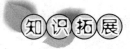

凝血机制与临床关系

凝血机制的研究,促进了对许多出血性疾病的认识。如血友病(病人凝血过程非常缓慢甚至微小的损伤也会出血不止)的成因,主要是由于血浆中缺乏凝血因子Ⅷ。又如发现凝血因子Ⅱ、Ⅶ、Ⅸ、Ⅹ都在肝脏中合成,在它们形成过程中需要维生素K参与。缺乏维生素K,将会出现出血倾向;应用维生素K,可以改善凝血不良的症状。此外,在实验室或临床工作中,可按需要针对凝血过程中的各个环节,采取不同措施,达到延缓凝血或有效止血的目的。如手术后为防止出血,可在手术部位施加凝血酶等凝血物质,还可用温热的纱布、棉花或明胶海绵按压伤口促凝止血。

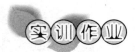

1. 何谓血液凝固? 其基本过程如何?

2. 正常人体内血液为什么不发生凝固?

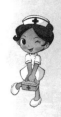

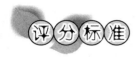

血液凝固的影响因素技能考核评价标准

测试项目	技能要求	分值	得分
素质要求	仪表端庄,服装整洁;态度认真;遵守纪律	10	
实训准备	熟悉实训理论内容、按要求准备好实训用品	10	
实训操作	一、实训操作规范	50	
	1. 按表2-1实验条件准备好各试管并标记		
	2.静脉麻醉家兔并仰卧固定		
	3. 解剖、分离颈总动脉		
	4. 颈总动脉结扎,插管并向每支试管取血1 ml		
	5. 正确判断血液凝固现象		
	二、结果:根据实验结果,准确计时	10	
操作后整理	按要求清洁整理实训器材、实验台	5	
作业	按时完成实验报告和作业题	15	
合计		100	

（陈龙华）

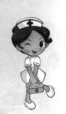

实训五 红细胞渗透脆性实验

实训目标

1. 初步掌握红细胞脆性的测定方法。
2. 学会制备不同浓度的低渗盐溶液。
3. 能正确判断是否溶血、部分溶血或完全溶血,加深理解血浆渗透压恒定的意义。

实训原理

红细胞膜对低渗溶液具有一定的抵抗力,这一特性称为红细胞渗透脆性。不同状态的红细胞对低渗溶液的抵抗力的大小不同。抵抗力小,说明其渗透脆性大,容易破裂;反之,说明其渗透脆性低,不容易破裂。

实训对象和器材

实训对象:人。

实训器材:试管架,小试管 10 支,1‰NaCl 溶液,蒸馏水,2 ml 吸管 2 支,蜡笔,静脉采血用品。

实训内容与方法

1. 制备不同浓度的低渗盐溶液,取小试管 10 支,编号,依次排列在试管架上,并按表 2-2 配成不同浓度的盐溶液。

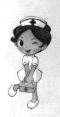

表 2－2　配制不同浓度的盐溶液参考标准

试管号	1	2	3	4	5	6	7	8	9	10
1% NaCl(ml)	1.40	1.30	1.20	1.10	1.00	0.90	0.80	0.70	0.60	0.5
蒸馏水(ml)	0.60	0.70	0.80	0.90	1.00	1.10	1.20	1.30	1.40	1.50
NaCl浓度(%)	0.70	0.65	0.60	0.55	0.50	0.45	0.40	0.35	0.30	0.25
结果										

2. 用干燥的灭菌注射器从肘正中静脉取血 1.5 ml,向每管各加血液 1 滴,轻摇试管使血液与盐溶液充分混合,静置 30 min。

3. 按各管液体颜色和透明度判断是否溶血、部分溶血或完全溶血。

(1) 未发生溶血:液体下层为混浊红色,上层为无色透明,表示红细胞未溶解而下沉管底。

(2) 部分溶血:液体下层为混浊红色,上层呈透明淡红色,表示部分红细胞被破坏和溶解。

(3) 完全溶血:液体完全呈透明红色,管底无红细胞,说明红细胞全部溶解。

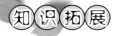 实训注意事项

1. 溶液的配制必须准确,试管必须编号,避免混淆。
2. 向试管内加入的血量应相同,血液加入后应立即混匀,避免血液凝固。
3. 所用的器械必须清洁干燥,防止血标本在体外溶血,否则易影响试验的准确性。
4. 应用新鲜静脉血,忌用抗凝血,特殊情况下可用去纤维蛋白血或肝素作为抗凝剂。

实训结果

被测者姓名_____,性别_____,室温_____℃,红细胞的最大脆性为_____%NaCl 溶液,最小脆性为_____%NaCl 溶液。

实训结论

_____
_____ 。

知识拓展

溶血的常见原因

细胞膜是一种半透膜,可选择性地调控物质进出细胞。将红细胞置于低渗溶液中,水分子大量渗透到红细胞内,可使红细胞胀破,血红蛋白释放到周围介质中,溶液由不透

明的红细胞悬液变为红色透明的血红蛋白溶液,这种现象称为溶血(hemolysis)。溶血可由多种理化因素和毒素引起。在体外,如低渗溶液、机械性强力振荡、突然低温冷冻(−20 ℃~−25 ℃)或突然化冻、过酸或过碱,以及酒精、乙醚等,均可引起溶血。人血浆的等渗溶液为 0.9‰NaCl 溶液,在低于 0.45‰ NaCl 溶液中,因水渗入,红细胞膨胀而破裂,血红蛋白逸出。在体内,溶血可为溶血性细菌或某些蛇毒侵入、抗原—抗体反应(如输入配血不合的血液)、各种机械性损伤、红细胞酶缺陷(如红细胞葡萄糖-6-磷酸脱氢酶缺乏)、某些药物等引起。

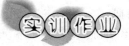

1. 讨论测定红细胞渗透脆性的临床意义。

2. 何谓红细胞渗透脆性和抵抗力?如何表示?

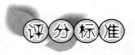

红细胞渗透脆性实验技能考核评价标准

测试项目	技能要求	分值	得分
素质要求	仪表端庄,服装整洁;态度认真;遵守纪律	10	
实训准备	熟悉实训理论内容、按要求准备好实训用品	10	
实训操作	一、实训操作规范	50	
	1. 制备不同浓度低渗盐溶液并标记		
	2. 正确规范消毒		
	3. 规范静脉采血		
	4. 向各低渗盐溶液中加入血液,混匀,静置		
	5. 观察红细胞在各低渗盐溶液中溶解情况		
	二、结果:根据实验结果,准确判定	10	
操作后整理	按要求清洁整理实训器材、实验台	5	
作业	按时完成实验报告和作业题	15	
合计		100	

(陈龙华)

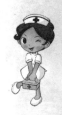

实训六 红细胞沉降率的测定

实训目标

1. 初步掌握血沉试验的操作方法。
2. 了解血沉实验的生理意义及临床价值。

实训原理

红细胞的比重大于血浆,若将加入抗凝剂的血液置于垂直玻璃管中,由于重力作用,红细胞将下沉,上层留下一层淡黄色透明的血浆,通常以第 1 小时末管中红细胞下沉的距离(即上层血浆层的高度)作为红细胞沉降率的指标。血沉(韦氏法)的正常值:成年男性为 0～15 mm/h,成年女性为 0～20 mm/h。

实训对象和器材

实训对象:正常人。

实训器材:血沉架与血沉管(韦氏法)、试管、表、静脉采血用品(5 ml 无菌注射器、8 号注射针头、2.5％碘酒、75％酒精及消毒棉签等)、3.8％柠檬酸钠溶液。

实训内容与方法

1. 取干燥清洁的 2 ml 刻度试管 1 支,加入 3.8％柠檬酸钠 0.4 ml。

2. 从测试者的肘正中静脉取血 2 ml,拔去针头,将血液注入上述试管至 2 ml 刻度处,轻摇试管使血液与抗凝剂充分混匀。

3. 用血沉管从试管中吸抗凝血到刻度"0"处,拭去管下口周围血液,垂直竖立于血沉架上,并开始计时。

4. 静置观察,待第 1 小时末,读出红细胞下沉后血浆层的高度(mm),即为红细胞沉降率测定结果(mm/h)。若红细胞与血浆的交界面呈斜坡形时,应以斜坡中点计算。

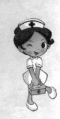

实训注意事项

1. 本实验血液与抗凝剂的容积比为 4：1，抗凝剂应新鲜配制。
2. 静脉采血必须严格按消毒规则，保证无菌操作。
3. 注射器和血沉管均要求干燥，以防溶血，影响结果。
4. 血沉管吸血后应垂直固定于血沉架上，血液不能从管下端漏出。
5. 血沉测定时，室温以 22 ℃左右为宜。温度越高，血沉越快。
6. 血沉架要平稳，血沉管吸血时避免产生气泡。

实训结果

1. 结果：被测者姓名_____，性别_____，室温_____℃，红细胞沉降率为_____mm/h。
2. 如血沉结果与正常值不符，分析其原因：_____。

实训结论

_____

_____。

知识拓展

血沉检查的临床意义

　　血沉加快可见于某些生理情况，如妇女月经期、妊娠期，老年人特别是 60 岁以上的高龄者，多因纤维蛋白原的增高而致血沉增快。在病理情况中可见于各种炎症（急、慢性炎症，如结核、结缔组织病、风湿热等），组织损伤和坏死（如心肌梗塞）也可短期增加。恶性肿瘤中，尤其是恶性程度高、增长迅速的肿瘤更明显。多种高球蛋白血症均可见血沉增快，如系统性红斑狼疮、多发性骨髓病、巨球蛋白血症、肝硬化、慢性肾炎等。在贫血、高胆固醇血症时也可出现血沉增快。因而，血沉增快，病因复杂，无特异性，不能单独用以诊断任何疾病。但是血沉在临床上也有一定应用价值，如判定结核病和风湿热的病情变化和疗效时，血沉加速，往往表示病情复发和活跃；当病情好转或静止时，血沉也逐渐恢复。还有利于某些疾病的鉴别诊断，如心肌梗死和心绞痛、胃癌和胃溃疡、盆腔癌性包块和无并发症的卵巢囊肿等的鉴别，都是前者血沉明显增快，后者正常或略有增高。

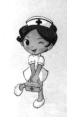

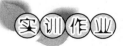

1. 何谓血沉？其与红细胞悬浮稳定性有何关系？

2. 为什么在月经期或患某些疾病时引起血沉加快？

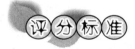

红细胞沉降率实验技能考核评价标准

测试项目	技能要求	分值	得分
素质要求	仪表端庄,服装整洁;态度认真;遵守纪律	10	
实训准备	熟悉实训理论内容、按要求准备好实训用品	10	
实训操作	一、实训操作规范	50	
	1. 加抗凝剂于干燥清洁试管中并标记		
	2. 正确规范消毒		
	3. 规范静脉采血		
	4. 用血沉管吸抗凝血至"0"刻度,混匀,静置		
	二、结果:根据实验结果,准确读取数值	10	
操作后整理	按要求清洁整理实训器材、实验台	5	
作业	按时完成实验报告和作业题	15	
合计		100	

（陈龙华）

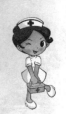

实训七　红细胞比容的测定

实训目标

1. 学会家兔心室腔内直接采血方法。
2. 掌握血液的组成和红细胞比容的测定方法。

实训原理

红细胞在血液中所占的容积百分比称为红细胞比容。将一定量的抗凝血置于有刻度的玻璃管(如温氏分血管)中进行离心,离心后,红细胞下沉,彼此压紧而又不改变每一个红细胞的正常形态。此时管中的血液分为三层:上层为淡黄色的透明液体即血浆,中间是一薄层灰白色不透明的白细胞和血小板,下层是深红色不透明的红细胞。根据玻璃管刻度的读数,就可以计算出红细胞比容。

实训对象和用品

实训对象:家兔。

实训用品:兔台、烘箱、小试管、剪刀、注射器、棉球、长颈滴管、温氏分血管、离心机、草酸盐抗凝剂(草酸钾 0.8 g＋草酸铵 1.2 g＋甲醛 1 ml＋蒸馏水至 100 ml)、75％ 酒精。

实训内容与方法

1. 吸取混合草酸盐抗凝剂溶液,置于小试管内,并使该抗凝剂均匀分布于试管内壁上,将试管放在 60～80 ℃烘箱内烘干备用。

2. 将家兔仰卧固定于兔台上,剪去胸部被毛,常规消毒。在第三肋间胸骨左缘 3 mm 处注射针垂直刺入心脏,血液随即进入针管,一次可取血 20～25 ml,抽出所需血量后,迅速拔针,用 75％ 酒精棉球压迫止血。

3. 将血液缓缓注入有抗凝剂的试管中,用拇指堵住管口,缓慢颠倒试管 2～3 次,使血液与抗凝剂充分混合,勿用力使红细胞破碎,制成抗凝血。

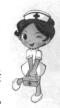

4. 用长颈滴管吸取试管内的抗凝血,将滴管插入温氏分血管的底部,沿管壁将抗凝血准确加到分血管刻度 10 cm 处,注意不要有气泡。将温氏分血管配平后放入离心机中,以每分钟 3 000 转的速度离心 30 分钟。

5. 离心结束后,取出分血管,读出红细胞所占容积的数值,即为红细胞比容(见图 2－9)。

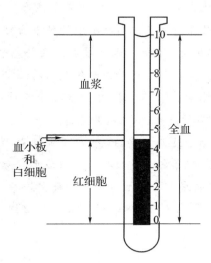

图 2－9 血液各成分的比容

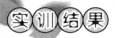

1. 实验家兔需固定牢固,避免挣扎。
2. 注射器针头在家兔胸腔内不应左右摆动,以防伤及心、肺。
3. 采血速度要快,采血量不宜过多,以避免家兔死亡。
4. 血液与抗凝剂混合、注血时应避免动作剧烈而引起红细胞破裂。

实训结果

本次实验测定的红细胞比容结果是:＿＿＿＿＿＿＿＿＿＿＿＿＿＿＿＿＿＿＿＿。

实训结论

＿＿＿＿＿＿＿＿＿＿＿＿＿＿＿＿＿＿＿＿＿＿＿＿＿＿＿＿＿＿＿＿＿＿＿＿＿＿
＿＿＿＿＿＿＿＿＿＿＿＿＿＿＿＿＿＿＿＿＿＿＿＿＿＿＿＿＿＿＿＿＿＿＿。

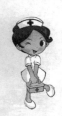

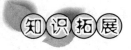

红细胞比容的正常值和临床意义

正常成年男性红细胞比容为 40％～50％,成年女性为 37％～48％,新生儿为 48％～68％。红细胞比容测定的临床意义基本同红细胞计数或血红蛋白测定,常用作贫血诊断和分类的指标,还可用于临床决定病人是否需要补液及补充电解质的实验检查依据。

1. 红细胞比容升高见于:① 剧烈运动或情绪激动的正常人;② 各种原因所致的血液浓缩,如大面积烧伤、大手术后、严重腹泻、大量呕吐等各种有脱水或血浆丢失的病人;③ 继发性和真性红细胞增多的患者、心肌梗死患者。

2. 红细胞比容减少见于:① 正常孕妇;② 应用干扰素、青霉素、吲哚美辛(消炎痛)、维生素 A 等药物的患者;③ 见于各种贫血病人。但由于贫血类型的不同,红细胞体积大小也有不同,故红细胞比容的减少与红细胞数量的减少并不一定成正比。因此必须将红细胞数、血红蛋白量和血细胞比容三者结合起来,计算出红细胞各项平均值,才有参考价值。

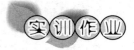

1. 血液由哪些成分组成? 各有什么生理作用?

2. 血浆和血清有何区别? 如何制备?

3. 测定红细胞比容的实际意义是什么?

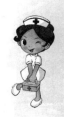

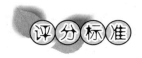

红细胞比容的测定实训技能考核评价标准

测试项目	技能要求	分值	得分
素质要求	仪表端庄,服装整洁;态度认真;具有团队合作精神;遵守实验室守则	10	
实训准备	熟悉实训理论内容、按要求准备好实训用品	10	
实训操作	一、按实验步骤规范操作	45	
	1. 准备好试管内壁上均匀分布抗凝剂的小试管		
	2. 家兔心脏采血		
	3. 制备抗凝血		
	4. 将抗凝血加入分血管,离心		
	5. 离心结束后,读出红细胞所占容积的数值		
	二、准确测定出红细胞比容	15	
操作后整理	按要求清洁整理实训器材、实验台	5	
作业	按时完成实验报告和作业题	15	
合计		100	

（朱洁平）

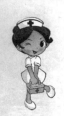
实训八　ABO 血型鉴定

实训目标

1. 学习 ABO 血型的鉴定方法,掌握 ABO 血型鉴定的原理。
2. 观察红细胞凝集现象。

实训原理

　　血型是血细胞膜上特异凝集原的类型。在 ABO 血型系统中,根据红细胞膜上所含凝集原(A、B 凝集原)的种类和有无,将血型分为 A 型、B 型、AB 型、O 型四种类型。在人类血清中含有与上述凝集原相对应的天然凝集素(抗 A、抗 B 凝集素)。当凝集原与其相对应的凝集素相遇时将发生红细胞凝集反应,即红细胞彼此聚集成团。因此,将受试者的红细胞分别加入已知的标准 A 型血清(含抗 B 凝集素)与标准 B 型血清(含抗 A 凝集素)中,观察有无凝集现象,即可判定红细胞膜上有无 A 或(和)B 凝集原,从而鉴定受试者的血型。

实训对象和用品

　　实训对象:人。
　　实训用品:一次性采血针,双凹玻片,标准 A 型和 B 型血清,消毒棉签,75％酒精,消毒牙签,标记笔,显微镜。

实训内容与方法

　　1. 取双凹玻片一块,用标记笔在两端分别标明 A、B 字样。
　　2. 将已知的标准 A 型、B 型血清各一滴分别滴入双凹玻片的两凹中,并与标明的 A、B 字样保持一致。
　　3. 用 75％酒精棉球消毒耳垂或指端皮肤,待乙醇自然挥发后,以消毒采血针刺破皮肤。分别用牙签刮取一滴血,使其与标准 A 型血清和 B 型血清相混匀,放置 1～2 分钟。

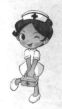

4. 肉眼观察有无凝集现象,如不易分辨者可用低倍显微镜观察,根据有无凝集现象进行血型判定(图 2 - 10)。

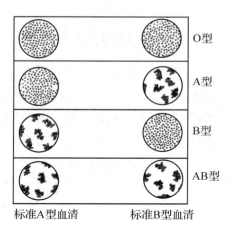

图 2 - 10 血型判定

实训注意事项

1. 采血针和采血过程必须严格消毒,以防感染。
2. 牙签刮取血液时必须专用,两种标准血清绝对不能混淆。
3. 采血时不宜过多,以盖住原标准血清颜色为宜。
4. 注意区分凝集现象和红细胞叠连现象。

实训结果

1. 本次实验鉴定的结果是:_____。
2. 如与本人已知的血型不符,其原因是:_____
_____
_____。

实训结论

_____
_____。

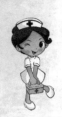

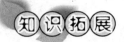

ABO 血型遗传关系

子代的血型取决于父母的遗传基因,且终生不变。ABO 血型系统的基因位点在第 9 对染色体上。人的 ABO 血型受控于 A、B、O 三个基因,在每个人体细胞内的第 9 对染色体上只有两个 ABO 系统基因,即为 AO、AA、BO、BB、AB、OO 中的一对等位基因,其中 A 和 B 基因为显性基因,O 基因为隐性基因。其遗传关系见表 2 - 3。

表 2 - 3　ABO 血型遗传关系

父母血型	子女可能血型及比例	子女不可能血型
O、O	O	A、B、AB
O、A	O、A (1 : 3)	B、AB
O、B	O、B (1 : 3)	A、AB
O、AB	A、B (1 : 1)	O、AB
A、A	O、A (1 : 15)	B、AB
A、B	A、B、AB、O (3 : 3 : 9 : 1)	—
A、AB	A、B、AB (4 : 1 : 3)	O
B、B	O、B(1 : 15)	A、AB
B、AB	A、B、AB(1 : 4 : 3)	O
AB、AB	A、B、AB(1 : 1 : 2)	O

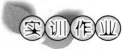

1. 血型鉴定是否可作为亲子鉴定的依据?

2. 已知某人的血型为 A 型,能否鉴定另外一人的血型?请设计一实验过程。

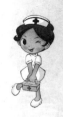

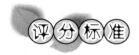 评分标准

ABO 血型鉴定实训技能考核评价标准

测试项目	技能要求	分值	得分
素质要求	仪表端庄,服装整洁;态度认真;遵守纪律	10	
实训准备	熟悉实训理论内容,按要求准备好实训用品	10	
实训操作	一、实训操作规范	45	
	1. 准备好实训用品并按要求做好正确标记		
	2. 指尖规范消毒		
	3. 采血操作规范,采血量适中		
	4. 组员间相互配合情况		
	5. 认真观察并辨别红细胞凝集现象		
	二、结果:根据红细胞凝集现象,准确判定血型	15	
操作后整理	按要求清洁整理实训器材、实验台	5	
作业	按时完成实验报告和作业题	15	
合计		100	

（王家乐）

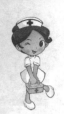

实训九 体液因素对离体蛙心搏动的影响

实训目标

1. 学会蛙的解剖技术。
2. 掌握 MedLab 生物信号采集处理系统的连接和记录方式。
3. 观察不同因素对蟾蜍或蛙心活动的影响。

实训原理

心脏正常的节律性活动受到神经的支配,同时还需要一个适宜的内环境(离子浓度、pH 等),内环境的变化可直接影响心脏的正常节律性。离体蛙心(排除支配神经的影响)保持在适宜的环境中,在一定的时间内仍然能够保持节律性收缩。本实验采用任氏液模拟体液因素对离体蛙心灌注,改变任氏液的组成成分,离体蛙心的活动就会受到影响。

实训对象及材料

实训对象:蛙。

实训材料:蛙板、常用手术器械、蛙心套管、套管夹、蛙心夹、滴管、支架、滑轮、小烧杯、任氏液、纱布、棉线、张力换能器、计算机信号采集处理系统、0.65% NaCl、2% $CaCl_2$、1% KCl、1:5 000 肾上腺素、1:10 000 乙酰胆碱、300 U/ml 肝素。

实训内容与方法

一、制备离体蛙心

1. 用探针破坏蛙的脑和脊髓,仰卧固定于蛙板上。
2. 剪开胸前区皮肤,去除胸骨,一手用眼科镊提起心包膜,一手用眼科剪在心脏收缩时将其剪破,暴露心脏。

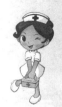

3. 在左右主动脉下方穿一线,并打一活结备用;再在左主动脉下穿一线结扎。

4. 提起结扎线,用眼科剪沿向心方向在左主动脉距分叉 3 mm 处剪一"V"形切口。

5. 将盛有少量任氏液(内加一滴肝素)的蛙心套管插入此口,并向下进入动脉圆锥,然后向动脉圆锥的背部后下方和心尖方向推进,使之在心室收缩时经主动脉瓣插入心室腔内(图 2-11)。此时可见血液冲入套管,其液面伴随着心脏搏动而上下移动。

6. 用滴管吸出套管内的血液,加入新鲜的任氏液。

7. 结扎左、右主动脉以及套管,并将结扎线固定于套管侧壁的小钩上。

8. 剪断结扎线上方的血管,轻轻提起套管和心脏,剪断静脉窦下方的牵连组织,使心脏离体(切勿损伤静脉窦)。

9. 用任氏液反复冲洗心室内余血,至套管内任氏液完全澄清。

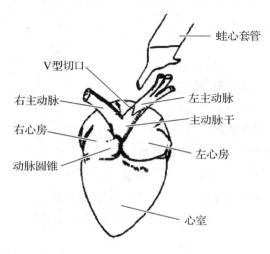

图 2-11　离体蛙心插管

二、连接实验装置

将带有离体心脏的套管固定在支架上,用蛙心夹夹住少许心尖肌肉,再将蛙心夹上的连线绕过一个滑轮与张力换能器相连,换能器的输出线连接到计算机的"输入"端(图 2-12)。调节实验参数,开始记录心搏曲线。

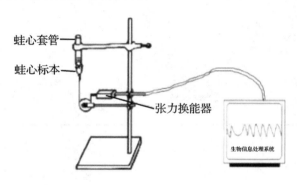

图 2-12　实验装置

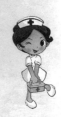

三、观察实验项目

1. 观察并记录心脏在仅有任氏液时的正常心搏曲线。

2. 滴加0.65% NaCl溶液并标记,观察到心搏曲线明显变化后,吸去管内溶液,并用新鲜的任氏液清洗2~3次,待心搏曲线恢复正常。

3. 同法记录套管中加入1~2滴2% $CaCl_2$溶液后心搏曲线的变化。

4. 同法记录套管中加入1~2滴1% KCl溶液后心搏曲线的变化。

5. 同法记录套管中加入1~2滴1∶5 000肾上腺素溶液后心搏曲线的变化。

6. 同法记录套管中加入1~2滴1∶10 000乙酰胆碱溶液后心搏曲线的变化。

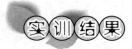

实训注意事项

1. 各种溶液的滴管不要混用,以免影响实验结果。

2. 滴加任氏液于心脏表面,使之保持湿润。

3. 蛙心夹夹住心尖不能太多,以免夹破心室。

4. 勿使灌流液滴到换能器上。

5. 每次换液时,套管内液面都应保持同一高度。

6. 加试剂时,先加1~2滴,如作用不明显可适当补加。

7. 每次换入灌流液或滴加试剂后,心搏曲线一旦出现变化,应立即将套管内液体吸出,并用新鲜任氏液换洗2~3次,待心跳恢复正常后方可进行下一步实验。

实训结果

加入的试剂、溶液	心肌收缩能力	心率
任氏液		
0.65% NaCl		
2% $CaCl_2$		
1% KCl		
1∶5 000肾上腺素		
1∶10 000乙酰胆碱		

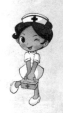

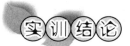

_____

_____ 。

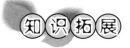

高钾血症对心脏的影响

　　高钾血症指血钾浓度大于 5.5 mmol/L 的一种病理状态。形成原因可分为三类：①肾排钾困难，如急性肾衰竭的少尿阶段、盐皮质激素不足等；②进入体内（血液内）的钾过多，如静脉输入过多、过快，服用含钾药物等；③细胞内钾移入细胞外液，如缺氧、酸中毒、持续性抽搐、大量溶血、大量内出血、大血肿、挤压综合征等，均可使细胞内钾释出。

　　对心肌的影响表现为：①对兴奋性的影响：轻度高钾血症时，由于心肌细胞静息电位负值减小，故心肌兴奋性增高。而血钾显著升高时，由于心肌细胞静息电位过小，使膜上钠通道大部或全部失活，心肌兴奋性降低，甚至停搏。②对自律性的影响：在高钾血症时，心房传导组织、房室束—浦肯野纤维网的快反应自律细胞膜上的钾电导增高。故在到达最大复极电位后，细胞内钾的外流比正常时加快而钠内流相对减慢，因而自动去极化减慢，自律性降低。③对传导性的影响：高钾血症时动作电位 0 期膜内电位上升的速度减慢，幅度减小，因而兴奋的扩布减慢，传导性降低，故心房内、房室间或心室内均可发生传导延缓或阻滞。④对收缩性的影响：高钾血症时细胞外液 K^+ 浓度的增高，抑制了心肌复极 2 期时 Ca^{2+} 的内流，故心肌细胞内 Ca^{2+} 浓度降低，兴奋—收缩耦联减弱，收缩性降低。

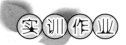

1. 实验过程中套管内液面为什么每次都应保持同一高度？

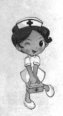

2. 任氏液何以能维持蛙心搏动？哺乳动物心脏离体后是否也能搏动？

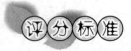

体液因素对离体蛙心搏动的影响技能考核评价标准

测试项目	技能要求	分值	得分
素质要求	仪表端庄，服装整洁；有团队合作精神；态度认真；遵守实验室守则	10	
实训准备	熟悉实训理论内容、原理，按要求准备所需的实训器材	10	
实训操作	一、实训操作规范 1. 制备离体蛙心 2. 蛙心插管 3. 固定套管并用任氏液换洗血液 4. 连接实验装置，记录正常心搏曲线 5. 观察并记录改变任氏液成分后曲线的变化	45	
	二、结果：正确记录，测量实验数据	15	
操作后整理	按要求清洁整理实训器材、实验台	5	
作业	按时完成实验报告和作业题	15	
合计		100	

（王　杰）

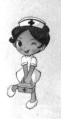

实训十 人体心脏听诊

实训目标

1. 掌握心脏各瓣膜听诊区。
2. 能区分第一、第二心音。
3. 能大体区分非正常心音。

实训原理

心动周期中,由于心肌收缩、瓣膜开闭、血流速度改变形成的涡流和血流撞击心血管壁等因素引起的振动而产生声音,即心音。心音可通过心脏周围组织传递到胸壁;将听诊器置于受试者胸壁心前区位置,可听到两次音调不同的心音,分别称为第一心音(S_1)和第二心音(S_2)。S_1 标志着心室收缩期的开始,其音调低、持续时间较长,距 S_2 的时间间隔较短,在心尖部听得最清楚,主要是由于左、右房室瓣关闭所产生。S_2 标志着心室舒张期的开始,其音调高、持续时间较短,距下一心动周期的 S_1 时间间隔较长,在心底部听得最清楚,主要是由于主动脉瓣和肺动脉瓣关闭所产生。

实训对象及材料

实训对象:人。
实训材料:听诊器(图 2-13)。

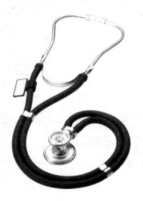

图 2-13 听诊器

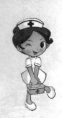

实训内容与方法

1. 让受试者解开上衣，裸露前胸，取坐位或卧位。检查者坐在受试者对面或站在受试者卧床的右侧。

2. 参照图2-14，认清心脏听诊部位。

（1）二尖瓣听诊区：左锁骨中线内侧第五肋间处（心尖部）。

（2）三尖瓣听诊区：胸骨右缘第四肋间处或剑突下。

（3）主动脉瓣听诊区：胸骨右缘第二肋间处（主动脉瓣第一听诊区）或胸骨左缘第三、四肋间处（主动脉瓣第二听诊区）。

（4）肺动脉瓣听诊区：胸骨左缘第二肋间处。

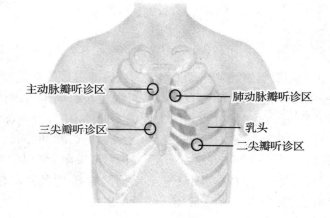

图2-14 心脏听诊部位

3. 取听诊器，将听诊器耳件塞入外耳道，使耳件的弯曲方向与外耳道一致，向前弯曲。用右手拇指、食指和中指持听诊器胸件，紧贴受试者胸壁皮肤上，听取心音。

4. 按照二尖瓣、主动脉瓣、肺动脉瓣及三尖瓣听诊区的顺序依次听取心音，并根据心音的音调高低、持续时间和间隔时间的长短来仔细区分 S_1 和 S_2。

实训注意事项

1. 保持室内安静，便于听诊。

2. 听诊器胸件按于听诊部位力度要适宜，不能过重或过轻。橡皮管不得交叉、扭结，且勿与其他物体摩擦，以免发生摩擦音而影响听诊。

3. 如果呼吸音影响听诊，可令受试者暂停呼吸。

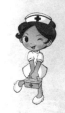

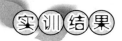

1. 被检查者的心率是：_____，节律是否（整齐或不整齐）_____。
2. 如能听到 S_1、S_2 以外的其他声音，其原因可能是_____。

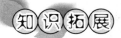

_____

_____。

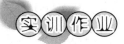

心脏杂音

　　心脏杂音是指在正常心音之外，产生的异常声音。产生的原因包括：①心脏或大血管内血流加速，如运动后，贫血时；②血液从狭窄处流到宽大处，如二尖瓣狭窄、心脏扩大、大血管扩张等；③血液逆流，如瓣膜关闭不全；④血液流经异常通道，如室间隔缺损、动脉导管未闭等；⑤血液中有能自由震动的薄片状物，如心脏内乳头肌断裂。杂音可与心音完全分开，亦可与之连续，甚至完全掩盖心音。杂音可用听诊器听到，亦可用心音图记录。

　　杂音可根据心脏有无器质性病变分为功能性及器质性杂音。功能性杂音发生于无器质性改变的心脏。可为生理性，见于正常人，亦可见于某些病理状态（如贫血、发热）。器质性杂音往往有助于诊断心脏病的解剖学改变（如瓣膜口狭窄、异常通道）及推断病因（如风湿性、先天性、梅毒性心脏病），但有些器质性心脏病并无杂音。

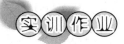

1. 第一心音和第二心音是如何产生的？怎么区分？

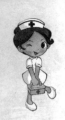

2. 心音听诊区与各瓣膜的解剖位置是否一致?

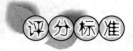

人体心脏听诊技能考核评价标准

测试项目	技能要求	分值	得分
素质要求	仪表端庄,服装整洁;有团队合作精神;态度认真;遵守实验室守则	10	
实训准备	熟悉实训理论内容、原理,按要求准备所需的实训器材	10	
实训操作	一、实训操作规范 1. 确定听诊部位 2. 听诊器耳件的佩戴 3. 听诊器胸件的拿法和放置 4. 按照一定的顺序听诊心音 5. 区分 S_1 和 S_2	45	
	二、结果:正确记录并分析实验结果	15	
操作后整理	按要求清洁整理实训器材、实验台	5	
作业	按时完成实验报告和作业题	15	
合计		100	

(王 杰)

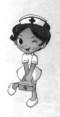

实训十一　人体动脉血压测定

实训目标

1. 熟悉常用台式血压计的结构。
2. 掌握袖带法测定动脉血压的原理。
3. 掌握袖带法测定动脉血压的方法。
4. 能正确记录动脉血压。

实训原理

　　人体动脉血压的测定方法有直接测定法和间接测定法。直接测定法即动脉内插管法，是一种创伤性检查方法，临床上较少使用；间接测定法即袖带法，是通过在肱动脉外加压，根据血管音的变化来测定动脉血压。此法因操作方便、无创伤，因而被临床普遍采用。本实训主要探讨间接测定法的原理和方法。

　　通常，血液在血管内流动时并不产生声音，但当施加外力使血管变窄形成涡流时则可发出声音。因此，可以根据血管音的变化用血压计和听诊器间接测定动脉血压。测量血压时，向缠绕于上臂的袖带内打气加压，经皮肤施加于肱动脉壁上，当外加压力超过动脉内收缩压时，肱动脉内血流被完全阻断，此时用听诊器在受压的肱动脉远端听不到声音。徐徐放气减压，当外加压力等于或稍低于动脉内收缩压而高于舒张压时，在心室收缩期，动脉内有少量血流通过，而心室舒张时无血流通过，血液间断地通过血管时会发出声音，可在被压的肱动脉远端用听诊器听到，此时的压力相当于收缩压；继续放气减压，当外加压力等于或略小于舒张压时，血管内血流由间断变成连续，声音突然由强变弱或消失，此时的压力相当于舒张压。

实训对象及材料

　　实训对象：人。
　　实训材料：血压计（图2-15）、听诊器、笔、记录纸。

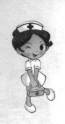

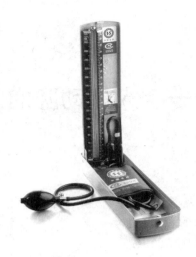

图 2-15　台式血压计

实训内容与方法

1. 受试者静坐 5 分钟,待肢体放松、呼吸平稳后,脱去一侧衣袖。

2. 打开血压计开关,松开血压计橡皮球上的螺丝帽,将袖带内气体排尽,然后将螺丝帽旋紧。

3. 受试者前臂平放于桌上,手掌向上,肘关节轻度弯曲,上臂中部与心脏位置同高。将袖带缠于上臂,袖带下缘位于肘窝上 2~3 cm 处,松紧以能插入一指为宜。

4. 将听诊器耳件塞入外耳道,使耳件弯曲方向与外耳道一致。

5. 一手将听诊器胸件置于肘窝上方的肱动脉搏动处,另一手控制橡皮球和螺丝帽(图 2-16)。

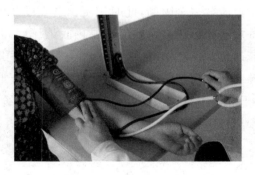

图 2-16　测量血压示意图

6. 向袖带内打气加压,仔细听诊声音变化,在声音消失后继续加压使水银柱再上升 20~30 mmHg,扭开螺丝帽,缓慢放气(切勿过快),此时可听到血管音的一系列变化,声音从无到有,由低而高,而后突然变低,最后完全消失。徐徐放气,听诊器第一次出现

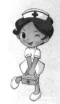

"崩"样搏动声时,水银柱所示刻度即代表收缩压;当搏动声突然变弱或消失时,水银柱所示刻度即为舒张压。记录血压读数,以收缩压/舒张压[(mmHg)/kPa]表示,排尽袖带内空气,使压力降为零,重复测定2～3次,记录测压平均值。

7. 测量结束,排尽袖带内余气,整理后放回盒内;将血压计盒盖右倾45°,使水银全部流回槽内,关闭开关,盖上盒盖(如图2－17)。

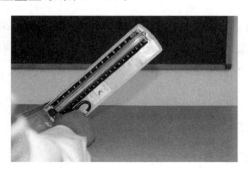

图 2－17　右倾血压计盒盖 45°

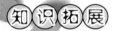实训注意事项

1. 保持室内安静,以利听诊。
2. 上臂必须与心脏在同一高度。
3. 袖带应平整地缠绕在上臂中部,松紧适宜;勿将听诊器的胸件塞入袖带内。
4. 重复测压时,须先将袖带内空气放尽,使压力降至零再测。

实训结果

1. 本次实验测量的血压值是:_____。
2. 同时测量左右臂血压,较高为_____侧,其原因是_____。

实训结论

_____

_____。

知识拓展

高血压的病因

高血压是我国最常见的心血管疾病,也是最大的流行病之一。以动脉血压升高为特

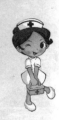

生理学实训

征,可伴有心脏、血管、脑和肾脏等器官功能性或器质性改变的全身性疾病,有原发性和继发性高血压之分。原发性高血压的发病机理未完全阐明,目前认为是由各种因素影响下,致使血压的调节机能失调而产生。与发病有关的因素有:①年龄:发病率有随年龄增长而增高的趋势,40岁以上者发病率高。②摄盐量:摄入食盐多者,高血压发病率高。有人认为摄盐少于2 g/日,几乎不发生高血压;摄盐3~4 g/日,高血压发病率为3%;摄盐4~15 g/日,发病率为33.15%;摄盐超过20 g/日,发病率为30%。③体重:肥胖者发病率高。④遗传:大约半数高血压患者有家族史。⑤环境与职业:有噪音的工作环境,过度紧张的脑力劳动均易发生高血压,城市中的高血压发病率高于农村。⑥其他可能因素:如吸烟饮酒、高脂血症、低钾摄入等。

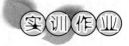

1. 如何测定收缩压和舒张压?说明其原理。

2. 同学之间互测血压,比较男女生血压有无区别。

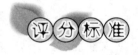

动脉血压测定技能考核评价标准

测试项目	技能要求	分值	得分
素质要求	仪表端庄,服装整洁;有团队合作精神;态度认真;遵守实验室守则	10	
实训准备	熟悉实训理论内容、原理,按要求准备所需的实训器材	10	
实训操作	一、实训操作规范 1. 能认识、使用血压计 2. 受试者准备 3. 袖带的固定、橡皮球和螺丝帽的控制 4. 判定并正确读取数值 5. 测量结束后正确整理血压计	45	
	二、结果:正确记录测量数据	15	
操作后整理	按要求清洁整理实训器材、实验台	5	
作业	按时完成实验报告和作业题	15	
合计		100	

(王 杰)

58

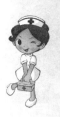

实训十二 影响动脉血压的神经、体液因素

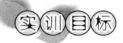

1. 学习哺乳动物动脉血压的直接测量方法。
2. 观察神经和体液因素对心血管活动的调节。

实训原理

心脏受交感神经和副交感神经双重支配。心交感神经兴奋时其末梢释放去甲肾上腺素,作用于心肌细胞的β受体,引起心率加快、房室传导加速、心肌收缩力增强,从而使心输出量增加,动脉血压升高。心迷走神经兴奋时其末梢释放乙酰胆碱,作用于心肌细胞的 M 受体,引起心率减慢、房室传导减速、心肌收缩力减弱,从而使心输出量减少,动脉血压降低。全身大多数血管受交感缩血管神经支配,兴奋时可使血管收缩,外周阻力增加,动脉血压升高。中枢通过反射作用调节心血管的活动,改变心输出量和外周阻力,从而调节动脉血压。

心血管活动还受体液因素的调节,主要是肾上腺素和去甲肾上腺素。它们对心血管的作用既有共性又有特殊性。肾上腺素对 α 与 β 受体均有激活作用,但它主要是强心作用。去甲肾上腺素主要激活 α 受体,对 β 受体的作用很弱,使外周阻力增加,动脉血压升高,其强心作用远较肾上腺素弱。

实训对象和用品

实训对象:家兔。

实训用品:计算机生物信号采集处理系统、血压换能器、电刺激器、保护电极、兔台、哺乳动物手术器械、气管插管、动脉夹、三通管、动脉插管、静脉插管、注射器(20 ml、5 ml、1 ml 各一支)、有色丝线、纱布、棉球、20 ％ 氨基甲酸乙酯、肝素(1 000 单位/ ml)、1：10 000肾上腺素、1：10 000 去甲肾上腺素、1：10 000 乙酰胆碱、生理盐水。

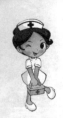

实训内容与方法

1. 连接实验装置　将血压换能器与计算机生物信号采集处理系统连接,刺激电极与系统的刺激输出连接。血压换能器的另一端有两个小管,将正中的小管经一个三通管 a 与动脉插管相连,侧面的小管与另一个三通管 b 相连,用注射器将肝素生理盐水通过三通管 b 缓慢注入换能器和动脉插管内,排尽气泡,关闭三通管 b。

2. 动物的麻醉与固定　家兔称重后,用20%氨基甲酸乙酯按 5 ml/kg 的剂量由耳缘静脉缓慢注入。将麻醉好的家兔仰卧位固定于手术台上。

3. 气管插管　用粗剪刀剪去家兔颈部的毛,沿正中线做一个 5~7 cm 的切口。钝性分离皮下组织和肌肉。暴露气管并分离,在气管下穿一条粗线,用剪刀在甲状软骨下方2~3 cm 处做一倒"T"形切口,插入气管插管,用线结扎固定。

4. 分离颈部神经和血管　将气管两侧的肌肉拉开,在气管两侧辨别颈外静脉、颈总动脉、迷走神经、交感神经和减压神经。三条神经中,迷走神经最粗,交感神经次之,减压神经最细且常与交感神经紧贴在一起。用玻璃分针小心地分离右侧的迷走神经、右侧颈外静脉、双侧颈总动脉,并在各神经、血管下方穿一用生理盐水浸湿的有色丝线备用。

5. 颈外静脉插管　右侧颈外静脉下方远心端用线结扎,近心端剪一小口,向心脏方向插入静脉插管,用近心端下方备用的线结扎固定。

6. 动脉插管　静脉注射肝素 2 ml 以抗血液凝固。将左侧颈总动脉的近心端用动脉夹夹闭,远心端穿线结扎,结扎部位与动脉夹相距至少 3 cm。用眼科剪刀在结扎点稍下方剪一斜形切口,向心脏方向插入动脉插管,用动脉下方备用的线结扎固定,并将结扎线固定在动脉插管上方的固定圈上,以防插管从动脉中滑出。除去动脉夹,可见动脉内血液冲入动脉插管。启动计算机生物信号采集处理系统,记录血压曲线(图 2-18)。

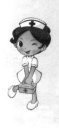

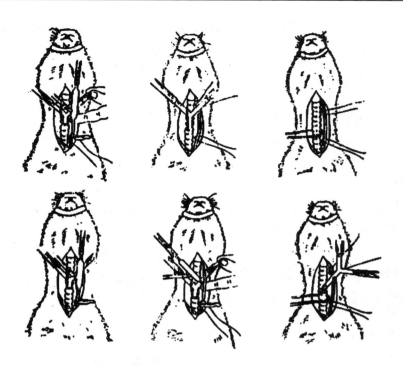

图 2-18 家兔气管和颈总动脉分离术及其插管

7. 观察项目

(1) 观察正常血压曲线：辨认血压的一级波、二级波，有时可见三级波。

(2) 牵拉左侧颈总动脉：手持左侧颈总动脉远心端处的结扎线向下牵拉 5～10 s，观察血压的变化。

(3) 夹闭右侧颈总动脉：用动脉夹夹闭右侧颈总动脉 10～15 s，观察血压变化。

(4) 静脉注射肾上腺素：由颈外静脉插管注入 1∶10 000 肾上腺素 0.3 ml，观察血压变化。

(5) 静脉注射去甲肾上腺素：由颈外静脉插管注入 1∶10 000 去甲肾上腺素 0.3 ml，观察血压变化。

(6) 静脉注射乙酰胆碱：由颈外静脉插管注入 1∶10 000 乙酰胆碱 0.3 ml，观察血压变化。

(7) 电刺激迷走神经：结扎并剪断右侧迷走神经，电刺激其外周端，观察血压变化。

实训注意事项

1. 麻醉药注射速度要缓慢，随时注意动物麻醉深度，避免过量而引起动物死亡。

2. 麻醉动物注意保温，以防意外死亡。

3. 在整个实验过程中，动脉插管应始终保持与动脉方向一致，以免插管刺破动脉血管。

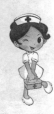

4. 每观察一个项目后,必须在动物血压和心率恢复正常后才能进行下一个实验项目。

5. 实验结束,必须结扎颈总动脉近心端后才能拔除动脉插管。

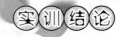

(1) 正常的动脉血压为_____。

(2) 牵拉左侧颈总动脉 5～10 s 后,动脉血压_____。

(3) 夹闭右侧颈总动脉,动脉血压_____。

(4) 静脉注射肾上腺素,动脉血压_____。

(5) 静脉注射去甲肾上腺素,动脉血压_____。

(6) 静脉注射乙酰胆碱,动脉血压_____。

(7) 电刺激迷走神经,动脉血压_____。

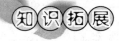

_____
_____。

知识拓展

动脉血压相对稳定的生理意义

动脉血压是循环功能的重要指标之一,动脉血压过高或过低都会影响各器官的血液供应和心脏的负担。若动脉血压过低,将引起器官血液供应减少,尤其是脑和心脏等重要器官的供血不足,导致严重后果。若血压过高,则心脏和血管的负担过重。长期高血压患者往往引起心脏代偿性肥大、心功能不全,甚至导致心力衰竭。血管长期受到高压,血管壁本身发生病理性改变,可导致破裂而引起脑出血等严重后果,所以保持动脉血压的相对稳定是十分重要的。

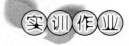

1. 动脉血压是怎样形成的?

2. 未插管一侧的颈总动脉短时夹闭对全身血压有何影响? 为什么? 假使夹闭部位是在颈动脉窦以上,影响是否相同?

3. 试分析以上各种实验因素引起动脉血压变化的机制。

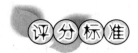

影响动脉血压的神经、体液因素技能考核评价标准

测试项目	技能要求	分值	得分
素质要求	仪表端庄,服装整洁;态度认真;团队合作精神;遵守实验室守则	10	
实训准备	熟悉实训理论内容、按要求准备好实训用品	10	
实训操作	一、按实验步骤规范操作	50	
	1. 正确连接实验装置		
	2. 动物麻醉固定		
	3. 气管插管		
	4. 分离颈部神经和血管		
	5. 颈外静脉插管		
	6. 动脉插管		
	7. 记录正常血压曲线		
	8. 观察并记录神经体液因素对动脉血压的影响		
	二、正确、完整地填写实训记录	10	
操作后整理	按要求清洁整理实训器材、实验台	5	
作业	按时完成实验报告和作业题	15	
合计		100	

(朱洁平)

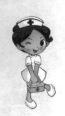

实训十三　人体心电图描记

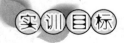

1. 学习心电图机的使用方法和心电图波形的测量分析方法。
2. 辨认人体体表正常心电图的波形并了解其生理意义和正常范围。

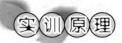

心脏的兴奋以生物电为基础,其各部分在兴奋过程中出现的生物电活动,可以通过心脏周围的组织和体液传导到身体表面。利用心电图机在体表一定部位所描记的心肌兴奋、传导和恢复过程的电变化波形,称为心电图。正常心电图因测量电极位置和导联方式不同,波形有所不同,但一般都有 P 波、QRS 波群、T 波及 P-R、Q-T 间期。P 波反映两心房去极化过程,QRS 波群反映两心室去极化过程,T 波反映两心室复极化过程,P-R 间期代表窦房结的兴奋从心房传至心室所需的时间,Q-T 间期代表心室肌从去极化开始到复极化结束所用的时间。

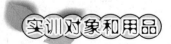

实训对象:人。

实训用品:心电图机(图 2-19)、生理盐水或导电膏、检查床、分规、75％ 酒精棉球、放大镜。

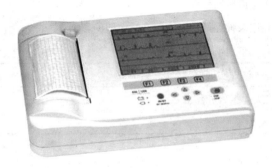

图 2-19　心电图机

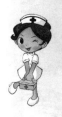

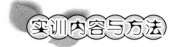

1. 让受试者安静平卧在检查床上,全身肌肉放松。

2. 连接好心电图的电源线、地线和导联线,接通电源,预热约 5 min。

3. 将受试者的两手腕、两足踝和胸前安放电极处先用 75% 酒精棉球擦拭,再涂上导电膏,以减小皮肤电阻。将电极与皮肤固定,保证导电良好,防止肌电干扰和基线漂移。按所用心电图机之规定,正确连接导联线。一般以 5 种不同颜色的导联线与身体相应部位的电极连接:右手－红色,左手－黄色,左足－绿色,右足－黑色。胸导联(白色)的连接位置是:①V1,胸骨右缘第四肋间;②V2,胸骨左缘第四肋间;③V3,②与④联线的中点;④V4,左锁骨中线第五肋间;⑤V5,左腋前线第五肋间;⑥V6,左腋中线第五肋间(图 2－20)。

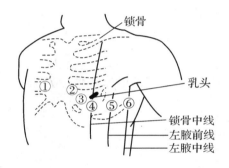

图 2－20 人体心电图胸导联电极安放位置示意图
注:①V1;②V2;③V3;④V4;⑤V5;⑥V6

4. 校正输入信号电压放大倍数,以 1 mV 标准电压推动描笔向上移动 10 mm。设定走纸速度为 25 mm/s。开动记录开关,记录标准电压曲线。

5. 旋动导联选择开关,依次记录 Ⅰ、Ⅱ、Ⅲ、aVR、aVL、aVF,以及胸导联 V1～V6 等12 个导联的心电图。记录完毕后,松解电极,将心电图机各旋钮复位,然后切断电源。

6. 取下心电图记录纸,标明导联和受试者姓名、性别、年龄和记录日期。

7. 心电图的分析

(1) 辨认 P 波、QRS 波群、T 波及 P-R、Q-T 间期和 S-T 段。

(2) 测量波幅及时间:纵坐标表示电压,每小格代表 0.1 mV,横坐标表示时间,每小格代表 0.04 s。以标准导联 Ⅱ 为例,用分规测量 P 波、QRS 波群、T 波的电压幅值和 P-R、Q-T 间期的时间,观察 S-T 段有无移位。

(3) 计算心率:测量两个心动周期的 P-P 间期(或 R-R 间期),代入下式:

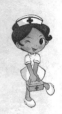
心率 ＝ 60/P-P 或 R-R 间期(次/分)

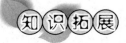

实训注意事项

1. 描记心电图时,受试者应尽量放松,避免过大呼吸动作,室内温度要适中,防止寒冷引起肌紧张甚至寒战,影响记录。

2. 连接线路时,切勿将电源线、导联线和地线等接错位置。

3. 记录心电图时,先将基线调到中央,使图形能在纸的中央描出,防止造成基线不稳和干扰的因素。基线不平稳或有干扰时,应排除后再进行描记。

4. 在变换导联时,必须将输入开关关上,才能转动导联选择开关。

实训结果

1. 本次实验测定的心率是:＿＿＿＿＿＿＿＿(次/分)。

2. 导联Ⅱ的 P 波、QRS 波群、T 波的电压幅值分别为:＿＿＿＿＿＿＿＿＿＿,P-R、Q-T间期的时间分别为:＿＿＿＿＿＿＿＿＿＿＿＿＿＿＿＿＿＿＿。

实训结论

＿＿。

知识拓展

心电图的应用

心电图反映的是整个心脏兴奋产生、传导和恢复过程中的生物电变化,是每个心动周期中心肌细胞的综合电活动在体表的反映。当心脏发生某些病变时,心电波形会发生相应的改变。心电图在临床应用上较为普遍,不仅用于心律失常、冠心病、心肌病变和电解质紊乱等疾病的诊断和动态监护,还在心脏电复律、心脏起搏、药物试验等方面有着重要意义。此外,心电遥测还可用于宇航员、飞行员和登山运动员的地面心电监护。

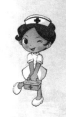

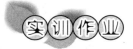

1. 说明心电图各波段和间期的生理意义。

2. 如果 P-R 间期延长超过正常值,说明什么问题?

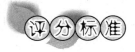

人体心电图描记考核评价标准

测试项目	技能要求	分值	得分
素质要求	仪表端庄,服装整洁;态度认真;团队合作精神;遵守实验室守则	10	
实训准备	熟悉实训理论内容、按要求准备好实训用品	10	
实训操作	一、按实验步骤规范操作	45	
	1. 受试者准备		
	2. 心电图机连接电源		
	3. 电极的安放		
	4. 定标和确定走纸速度		
	5. 记录心电图		
	二、正确分析心电图	15	
操作后整理	按要求清洁整理实训器材、实验台	5	
作业	按时完成实验报告和作业题	15	
合计		100	

(朱洁平)

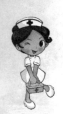
实训十四　肺通气功能的测定

实训目标

1. 熟悉肺量计的基本结构。
2. 学会使用肺量计测量肺通气功能的方法。

实训原理

肺通气是指肺与外界环境之间的气体交换。评价肺通气功能的指标有肺容量和肺通气量。肺容量和肺通气量的简单测量方法是用肺量计记录进出肺的气体流量。肺通气功能的测定主要包括潮气量、补吸气量、补呼气量、肺活量、时间肺活量、每分通气量和最大随意通气量的测定。

实训对象和用品

实训对象：人。

实训用品：电子肺量计（图 2 - 21）、鼻夹、75％ 酒精棉球等。

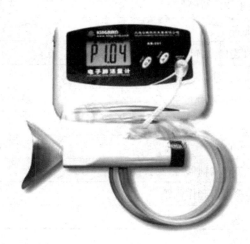

图 2 - 21　电子肺量计

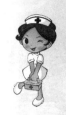

实训内容与方法

1. 熟悉肺量计的基本结构和使用方法。

2. 受试者静立（或坐），对着电子肺量计吹嘴，并用鼻夹夹鼻，练习用口呼吸，避免从鼻孔或口角漏气。

3. 肺容量的测定

（1）潮气量：记录平静呼吸 30 秒，各次吸气或呼气量的平均值即为潮气量。

（2）补吸气量：在平静吸气末，再继续尽力吸气直至不能再吸气为止所吸入的气体量即补吸气量。

（3）补呼气量：在平静呼气末，再继续尽力呼气直至不能再呼气为止所呼出的气体量即补呼气量。

（4）肺活量：受试者先练习做几次深呼吸运动（鼻吸气，口呼气），而后在深吸气之末，向肺量计吹嘴从容缓慢做最大限度呼气所呼出的气量即为肺活量。如此连测三次，取其中最大值。

（5）测量时间肺活量（用力呼气量）：尽力做最大吸气后，屏气 1～2 秒，立即尽力以最快速度呼气，直至不能呼出为止。记录第 1、2、3 秒末呼出的气量，然后计算第 1、2、3 秒末的时间肺活量。

4. 肺通气量的测定

（1）每分通气量：将已测得的潮气量乘以呼吸频率即得静息每分通气量。

（2）最大随意通气量：尽力做最深最快的呼吸，记录 15 秒内呼出的气体总量，乘以 4，即为每分最大随意通气量。

实训注意事项

1. 肺量计吹嘴要消毒，更换受试者时应重新消毒。

2. 吹气时应防止从鼻孔或口角漏气。

实训结果

1. 潮气量为：_____；补吸气量为：_____；补呼气量为：_____；肺活量为：_____；时间肺活量为：_____（第 1 秒末）。

2. 每分通气量为：_____；最大随意通气量为：_____。

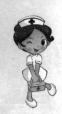
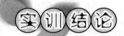

_____

_____ 。

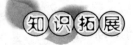

肺活量测定的临床意义

　　肺活量是一次呼吸的最大通气量,在一定意义上反映了呼吸机能的潜在能力。一般地说,健康状况愈好的人肺活量愈大。从年龄上看,壮年人的肺活量最大,幼年和老年人都较小。在病理情况下,肺组织损害,如肺结核、肺纤维化、肺不张或肺叶切除达一定程度时,都可能伴有不同程度的肺活量减小;脊柱后凸、胸膜增厚、渗出性胸膜炎或气胸等,肺扩张受限,也都可使肺活量减小。因此说,肺活量明显减小是限制性通气障碍的表现。测量肺活量,可判断健康人呼吸机能的强弱、某些呼吸机能减低的性质和程度以及疾病恢复后的劳动能力。但肺活量有一定的差异,一般降低20%以上才可以认为异常,如一个人的肺活量仅为正常值的60%,则轻微的活动常会引起呼吸困难。

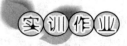

1. 测量肺通气功能的指标有哪些? 各代表什么意义?

2. 测定肺活量和时间肺活量各有何意义? 如果过低,请分析其原因。

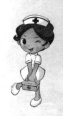

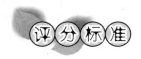

肺通气功能的测定考核评价标准

测试项目	技能要求	分值	得分
素质要求	仪表端庄,服装整洁;态度认真;团队合作精神;遵守实验室守则	10	
实训准备	熟悉实训理论内容、按要求准备好实训用品	10	
实训操作	一、按实验步骤规范操作	45	
	1. 熟悉肺量计		
	2. 受试者准备		
	3. 正确测定肺容量		
	4. 正确测定肺通气量		
	二、准确测定并记录数据	15	
操作后整理	按要求清洁整理实训器材、实验台	5	
作业	按时完成实验报告和作业题	15	
合计		100	

（朱洁平）

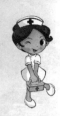

实训十五　影响呼吸运动的调节因素

实训目标

1. 观察血液化学成分（P_{CO_2}、P_{O_2} 和 H^+）改变时对呼吸运动的影响。
2. 观察肺牵张反射以及迷走神经在家兔呼吸运动中的作用。
3. 熟悉动物生理实验基本操作。

实训原理

呼吸运动是指在中枢神经系统控制下,通过呼吸肌节律性的运动造成胸廓节律性地扩张和缩小。呼吸运动能够有节律地进行,并能适应机体代谢的需要,是由于神经系统和体液因素调节的结果。呼吸运动的调节主要有肺牵张反射、呼吸肌本体感受性反射和化学因素的调节。肺牵张反射包括肺扩张反射和肺缩小反射。前者是指肺扩张后可引起吸气动作的抑制,其目的在于阻止吸气过长过深,促进吸气及时转入呼气,加速吸气和呼气活动的交替,调节呼吸的频率和深度。后者是肺缩小后引起吸气过程的加强。迷走神经是肺牵张反射的传入神经,当切断两侧迷走神经后,中断了肺牵张反射的传入通路,肺牵张反射消失,故呈现出深而慢的呼吸运动。体内外的某些化学因素可以通过中枢和外周化学感受器,反射性地影响呼吸运动。血液中 P_{CO_2}、P_{O_2} 和 H^+ 浓度的改变可以刺激中枢和(或)外周感受器,产生反射性调节,其目的是保证血液中气体分压和 pH 的稳定。

实训对象和用品

实训对象:家兔。

实训用品:MedLab 生物信号采集处理系统、呼吸换能器、哺乳类动物手术器械、兔解剖台、万能支柱、气管插管 1 个、橡皮胶管 2 根、N_2 囊 1 个、CO_2 气囊 1 个、气夹 2 个、丝线若干、小烧杯 1 个、2 ml 和 20 ml 注射器各 1 个、20％氨基甲酸乙酯和 3％乳酸、生理盐水、纱布。

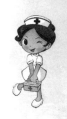

实训内容与方法

1. 家兔称重后,用20％氨基甲酸乙酯沿耳缘静脉缓慢注射(5 ml/kg 体重),麻醉成功标准为角膜反射消失,四肢肌紧张减弱,呼吸深而平稳(图 2-22)。最后将麻醉动物仰卧位固定在手术台上。

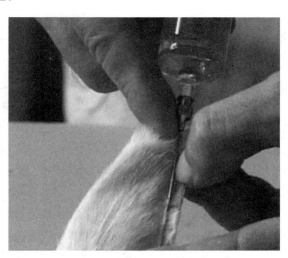

图 2-22 家兔麻醉

2. 剪去颈部兔毛,沿颈部正中线切开皮肤 5～7 cm,用止血钳钝性分离结缔组织及颈部肌肉,暴露气管,在喉下将气管和食管钝性分开,并在此穿一根棉线,然后在气管上做一个倒 T 型切口,插入一根 Y 型气管插管,用棉线结扎固定,在两侧颈总动脉旁分离出最粗的迷走神经,在其下方穿线备用,最后用热盐水纱布覆盖手术视野(图 2-23)。

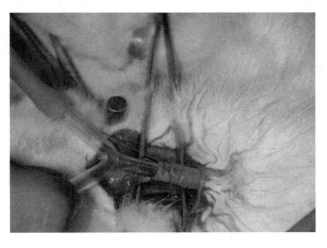

图 2-23 家兔颈部手术(气管插管)

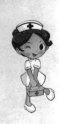

3. 切开胸骨下端剑突部位的皮肤,并沿腹白线再切开长约 2 cm 的切口,细心分离剑突表面组织,并暴露剑突软骨与骨柄,提起剑突,可见剑突随膈肌的收缩而自由运动。

4. 将系有丝线的金属钩钩于剑突中间部位,线的另一端系于张力传感器的应变梁上。

5. 启动 MedLab 生物信号采集处理系统

(1) 接通微机电源,进入 MedLab 系统。

(2) 连接实验装置,将压力换能器置于输入通道,将动物气管插管的一端连于压力换能器。

(3) 调节系统参数,使呼吸曲线清楚地显示在显示器上,而压力描记曲线随呼吸的波动而变化。

6. 开始实验,观察实验项目

(1) 观察正常呼吸曲线:描记一段正常呼吸曲线,注意呼吸的频率和幅度,分辨出呼气与吸气在曲线上的表现形式。

(2) 观察二氧化碳增多对呼吸运动的影响:将装有二氧化碳气囊贴紧气管插管的一侧开口,打开气夹上的螺旋夹,使二氧化碳缓缓进入呼吸道,观察呼吸的曲线变化并标记。

(3) 观察缺氧对呼吸运动的影响:将气管插管的一侧开口与 N_2 囊相连,吸入 N_2 后,观察呼吸的曲线变化并标记。

(4) 观察增大无效腔对呼吸运动的影响:将气管插管一侧连接一根长 40~80 cm 的橡皮管,观察呼吸的曲线变化并标记。

(5) 观察血液酸碱度对呼吸运动的影响:耳缘静脉缓慢注入 3% 乳酸溶液 2 ml,观察呼吸的曲线变化并标记。

(6) 把预先抽取 20 ml 空气的注射器接在气管插管一侧开口的橡皮管上,看准吸气末时迅速向气管内注气 20 ml,使肺保持扩张状态,观察此时呼吸是否短时间停止在呼气状态。

(7) 如上,再把注射器接于短橡皮管,在呼气末迅速抽取气管内气体 20 ml 使肺处于塌陷状态,观察此时呼吸是否短时间停止在吸气状态。

(8) 切断迷走神经对呼吸的影响:先切断一侧迷走神经,观察呼吸运动的变化,再切断另一侧,对比观察切断迷走神经前后的呼吸频率和幅度的变化并标记。

7. 结果处理

(1) 拉动图窗下方滚动条,回放图形。

(2) 拖动鼠标,选定需打印图形,输入题头文档名称,点击处理窗并打印。

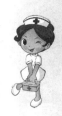

实训注意事项

1. 麻醉深浅要适度,注射时间不少于 3 min,至角膜反射、肌紧张消失为止,不能过量。
2. 吸入气流量和流速不要过大,每项观察时间不宜过长,出现效应后即停止。
3. 实验过程中,需保持气管插管与气管的平行位置,以免引起窒息。
4. 耳缘静脉缓慢注入乳酸溶液时速度要慢,以防动物酸中毒(挣扎)而死。
5. 实验结束后,要认真清洗压力传感器,并清洗各器械及实验用品。

实训结果

1. 吸入 CO_2 后,呼吸频率_____,幅度_____。
2. 吸入 N_2(缺氧)后呼吸频率_____,幅度_____。
3. 增大无效腔后呼吸频率_____,幅度_____。
4. 注入 3% 乳酸溶液 2 ml 后吸频率_____,幅度_____。
5. 切断一侧迷走神经后吸频率_____,幅度_____。
6. 切断两侧迷走神经后吸频率_____,幅度_____。
7. 将各种影响因素作用下呼吸运动的实验曲线标记、打印、粘贴于实验报告。

实训结论

_____

_____。

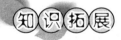

知识拓展

肺牵张反射

肺牵张反射亦称黑林-伯鲁反射(Hering-Breuer reflex),简称黑-伯反射。由 Breuer 和 Hering 于 1868 年在麻醉动物时发现。表现为当肺扩张或向肺内充气可引起吸气运动的抑制,而肺萎缩或从肺内放气则可引起吸气活动的加强,切断迷走神经后上述反应消失,说明这是由迷走神经参与的反射活动。包括两部分,最常见的为肺充气时引起吸气抑制效应,称肺充气反射;其次为肺放气时所引起的吸气效应,也称肺放气反射,此反射当用力呼气才发生。黑-伯反射的感受器位于支气管和细支气管的平滑肌层中,称为牵张感受器,主要刺激为支气管和细支气管的扩张。传入纤维为迷走神经,中枢为延髓呼吸中枢,作用为调节呼吸频率,并与脑桥呼吸调整中枢配合以维持呼吸节律性。

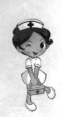

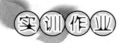

1. 描述吸入纯 N_2、CO_2、注射乳酸、切断两侧迷走神经后呼吸幅度和频率的改变。

2. 分析讨论吸入纯 N_2、CO_2,注射乳酸、切断两侧迷走神经后呼吸幅度和频率改变的机制。

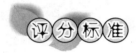

影响呼吸运动的调节因素实验技能考核评价标准

测试项目	技能要求	分值	得分
素质要求	仪表端庄,服装整洁;态度认真;遵守纪律	10	
实训准备	熟悉实训理论内容、按要求准备好实训用品	10	
实训操作	一、实训操作规范	50	
	1. 动物称重,麻醉并存固定		
	2. 颈部手术,分离气管并插管		
	3. 分离两侧迷走神经,剑突软骨分离术		
	4. 固定标本,连接 MedLab 生物信号采集处理系统		
	5. 观察并记录正常呼吸曲线		
	6. 观察并记录改变实验条件后呼吸曲线的变化		
	二、结果:根据实验结果,准确处理数据	10	
操作后整理	按要求清洁整理实训器材、实验台	5	
作业	按时完成实验报告和作业题	15	
合计		100	

(陈龙华)

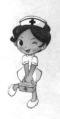

实训十六　蟾蜍肠系膜微循环观察

实训目标

1. 学会蟾蜍的解剖技术。
2. 掌握显微镜的使用方法。
3. 能分辨微循环的组成结构及血流特点。

实训原理

　　微循环是指微动脉和微静脉之间的血液循环,是血液和组织液进行物质交换的重要场所。由于肠系膜较薄,具有透光性,可用低倍镜观察到其血管中的血流状况。小动脉内的血液是从主干流向分支,流速快,有搏动,红细胞有轴流现象。小静脉内的血液流速慢,无轴流现象。毛细血管透明,近乎无色,其中的血细胞只能单个通过,如施与某些药物,则可见到血管的舒缩情况。

实训对象及材料

　　实训对象:蟾蜍。
　　实训材料:蛙类手术器械、显微镜、大头针、滴管、任氏液、0.01％肾上腺素、0.01％组织胺。

实训内容与方法

　　1. 蟾蜍一只,破坏其脑和脊髓后将其固定在蛙板上,在腹侧部剪一切口,拉出一段小肠,将肠系膜展开,并用大头针将其固定在蛙板的圆孔周围(图 2 - 24)。其上滴加任氏液,防止干燥。
　　2. 在低倍镜下观察小动脉、小静脉和毛细血管中血流情况,分辨其流速、方向和特征(图 2 - 25)。
　　3. 给肠系膜血管以轻微机械刺激,观察该处血管口径及血流速度的变化。

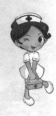

4. 滴一滴 0.01％肾上腺素于肠系膜血管上,观察血管口径及血流速度的变化。发生变化后,速以任氏液冲洗。

5. 滴一滴 0.01％组织胺于肠系膜血管上,观察血管口径及血流速度的变化。

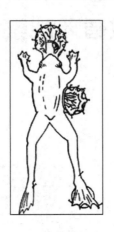

图 2-24　展开肠系膜

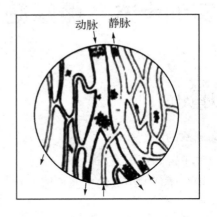

图 2-25　显微镜下蟾蜍肠系膜小血管

实训注意事项

1. 手术过程中要尽量避免出血。固定肠系膜时,不可牵拉太紧,以免拉破血管或阻断血流。

2. 实验过程中,要随时滴加任氏液于肠系膜上,以防其干燥。

3. 滴加各种溶液时不要污染显微镜。

实训结果

1. 蟾蜍肠系膜微循环的组成有：_____。

2. 给肠系膜血管以轻微机械刺激,血管口径及血流速度的变化为_____；

滴一滴 0.01％肾上腺素于肠系膜血管上,血管口径及血流速度的变化为_____；

滴一滴 0.01％组织胺于肠系膜血管上,血管口径及血流速度的变化为_____。

实训结论

_____

_____。

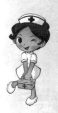

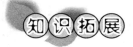

微循环与疾病

微循环是微动脉与微静脉之间的血液循环,是循环系统中最基层的结构和功能单位。一旦人体的微循环发生障碍,其相应的组织器官就会受到影响而不能发挥正常功能,容易导致人体疾病的发生。目前医学研究认为,人的衰老、疾病与微循环功能障碍有关。如脑部微循环障碍会导致头晕、头痛、失眠、多梦、记忆力下降、神经衰弱,重者会发生脑梗塞、中风等症;心脏微循环障碍易引起心肌供血不足,产生胸闷、心慌、心律不齐、心绞痛等冠心病的症状,甚至发生心肌梗死;呼吸系统微循环障碍时,会发生胸闷、气短、咳嗽、哮喘、支气管炎等;消化系统微循环障碍会致营养吸收不良,发生胃炎、溃疡病以及其他胃部病变;肌肉、关节微循环障碍,则会产生全身肌肉酸痛、麻木、冰冷,严重出现跛行等。总之,微循环障碍参与了很多疾病的发生,改善微循环有助于身体的强健和疾病的康复,寻求好的改善微循环的方法一直为医学界所重视。

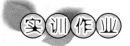

1. 为什么微循环各部分的血流快慢不同?

2. 毛细血管内血流特点对物质交换有何影响?

3. 为什么肠系膜是观察微循环的最常用部位?

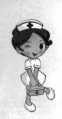

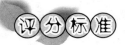

蟾蜍肠系膜微循环观察技能考核评价标准

测试项目	技能要求	分值	得分
素质要求	仪表端庄,服装整洁;有团队合作精神;态度认真;遵守实验室守则	10	
实训准备	熟悉实训理论内容、原理,按要求准备所需的实训器材	10	
实训操作	一、实训操作规范 1. 破坏蟾蜍脑和脊髓 2. 固定蛙体、展开肠系膜 3. 显微镜观察 4. 分辨血流特征 5. 观察给予肠系膜血管不同刺激后的变化	45	
	二、结果:正确绘制微循环血流图及观察其变化	15	
操作后整理	按要求清洁整理实训器材、实验台	5	
作业	按时完成实验报告和作业题	15	
合计		100	

（王　杰）

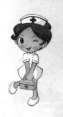

实训十七　　影响尿生成的因素

实训目标

1. 掌握家兔的麻醉解剖技术。
2. 学会家兔输尿管插管或膀胱插管法。
3. 观察分析不同因素对家兔尿量的影响。

实训原理

尿生成的基本过程包括:肾小球的滤过,肾小管和集合管的重吸收,肾小管和集合管的分泌。凡能影响上述过程的因素,均可引起尿量及其成分的变化。本实验在急性实验条件下施加影响尿生成的因素,观察尿量及其成分的变化,从而了解诸因素对尿生成的影响。

实训对象和用品

实训对象:家兔。

实训用品:信号处理系统、压力换能器、刺激器(多用仪)、保护电极、记滴器、恒温水浴、哺乳类动物手术器械一套、兔手术台、气管插管、动脉插管、膀胱漏斗或输尿管导管、注射器(2 ml,20 ml)及针头;生理盐水、20%氨基甲酸乙酯、20%葡萄糖溶液、肝素、1:10 000去甲肾上腺素、速尿、垂体后叶激素、尿糖试纸。

实训内容与方法

1. 仪器连接及参数　如图2-26所示,先将记滴器连至处理系统或多用仪的记滴输入,再用外接线将记滴信号和时间标记信号输入信号处理系统的外接信号输入插口,由处理系统分别记录尿滴和时间间隔10 s(处理系统:扫描速度6~8 s/cm)。

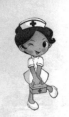

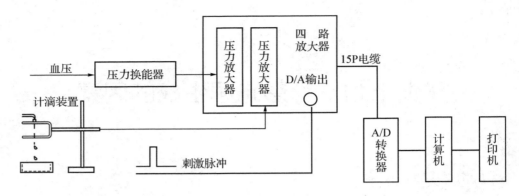

图 2 - 26　血压、尿量检测装置示意图

2. **麻醉及固定**　沿兔耳缘静脉注入 20％氨基甲酸乙酯(5 ml/kg 体重),待家兔麻醉后仰位固定于手术台上。

3. **手术**

(1) 沿颈部正中切开皮肤,分离气管并插入气管插管。找到右侧迷走神经和左侧颈总动脉,做动脉插管术,打开处理系统,进入系统主界面,选定实验参数记录血压变化。

(2) 尿液收集方法:可选择膀胱导尿法或输尿管导尿法,尿滴在处理系统的记滴装置上(图 2 - 24)。

①膀胱导尿法:自耻骨联合上缘向上沿正中线作 4 cm 皮肤纵切口。再沿腹白线剪开腹壁及腹膜(勿伤腹腔脏器),找到膀胱,将膀胱翻至体外(勿使肠管外露,以免血压下降)。再于膀胱底部找出两侧输尿管,认清两侧输尿管在膀胱的开口部位。小心地从两侧输尿管下穿一丝线,将膀胱上翻,结扎尿道。然后,在膀胱顶部血管较少处剪一小口,插入膀胱漏斗,用线结扎固定。漏斗口应对着输尿管开口处并紧贴膀胱壁。膀胱漏斗的另一端用导管连接至记滴器。

②输尿管导尿法:沿膀胱找到并分离两端输尿管,在靠近膀胱处穿线将它结扎;再在离此结扎约 2 cm 的输尿管近肾端穿一根线,在管壁剪一斜向肾侧的小切口,插入充满生理盐水的 Y 字形细塑料导尿管并用留置的线扎住固定。插入另一侧输尿管导管。导尿管的另一端连至记滴器。手术完毕后,用温生理盐水纱布覆盖腹部创口。

4. **颈总动脉插管**　分离右侧颈总动脉 2～3 cm(尽量向头端分离),近心端用动脉夹夹闭,远心端用线扎牢,在结扎处的近端剪一斜口,向心脏方向插入已注满肝素盐水的动脉插管(注意管内不应有气泡),用线将插管与动脉扎紧。在观察项目前暂勿放开动脉夹。查验一切装置完好后,放开动脉夹,开动记滴器,记录血压及尿量,进行下列观察。

5. **实验观察**

(1) 向兔耳缘静脉徐徐注入 38 ℃生理盐水 15～20 ml,观察血压、尿量的变化。

(2) 待尿量基本恢复后,刺激颈部迷走神经外周端(或刺激减压神经),使血压维持在低水平(50 mmHg)15～20 s。观察血压、尿量的变化。

(3) 取尿液 2 滴至尿糖试纸上做尿糖定性实验。然后静脉注射 38 ℃的 20％葡萄糖

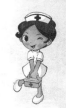

5 ml,观察尿量的变化。待尿量明显增多时,再取尿液 2 滴做尿糖定性试验,观察结果。

（4）静脉注射 1∶10 000 去甲肾上腺素 0.5 ml,观察血压、尿量的变化。

（5）静脉注射速尿(5 mg/kg 体重),观察血压、尿量的变化。

（6）静脉注射垂体后叶素 2 单位,观察血压、尿量的变化。

实训注意事项

1. 选择家兔体重在 2.0～3.0 kg 之间,实验前多喂些菜叶。

2. 每项实验前后均应有对照记录,待前一项药物作用基本消失后,再观察下一项。

3. 保护耳缘静脉,注射从耳尖开始,逐步向耳根移行。

实训结果

1. 向耳缘静脉徐徐注入 38 ℃生理盐水 15～20 ml,血压的变化是_____,尿量的变化是_____。

2. 待尿量基本恢复后,刺激颈部迷走神经外周端(或刺激减压神经),使血压维持在低水平(50 mmHg)15～20 s。血压的变化是_____,尿量的变化是_____。

3. 取尿液 2 滴至尿糖试纸上做尿糖定性实验。然后静脉注射 38 ℃的 20% 葡萄糖 5 ml,观察尿量的变化是_____。待尿量明显增多时,再取尿液 2 滴做尿糖定性试验,结果为_____。

4. 静脉注射 1∶10 000 去甲肾上腺素 0.5 ml,血压的变化是_____,尿量的变化是_____。

5. 静脉注射速尿(5 mg/kg 体重),血压的变化是_____,尿量的变化是_____。

6. 静脉注射垂体后叶素 2 单位,血压的变化是_____,尿量的变化是_____。

实训结论

_____

_____。

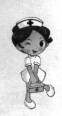

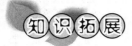

糖尿病患者多尿多饮

约有2/3的糖尿病病人有多尿多饮。多尿与多饮是一个因果关系,多尿是多饮的原因,多饮是多尿的结果。也就是说糖尿病病人不是"喝得太多,不得不尿",而是"尿得太多,不得不喝"。

糖尿病病人血糖升高,而高血糖对人体损害很大,人体为了保护自己,不得不通过尿液排出多余糖分,致使尿量明显增多。人如果尿得太多,体内损失了大量的水分,就会感到口渴难忍。多尿多饮的临床表现为口唇干燥,舌头发黏,有时还发麻。夜间尿次和尿量都多,特别是夜间尿多。有的人喝很多水,肚子都胀了,仍感到口渴。也有的人口干,却不想喝水,中医管这种情况叫"渴不欲饮",认为是体内湿热郁积所致,虚热则口干,湿滞则不欲饮。

尿量增多,每昼夜尿量达3 000~5 000 ml,最高可达10 000 ml以上。排尿次数也增多,一两小时就可能小便一次,有的病人甚至每昼夜多达30余次。糖尿病人血糖浓度增高,体内不能被充分利用,特别是肾小球滤出而不能完全被肾小管重吸收,以致形成渗透性利尿,出现多尿。血糖越高,排出的尿糖越多,尿量也越多。

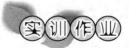

1. 简述各项观察项目的作用机制。

2. 试比较膀胱导尿法和输尿管导尿法的优、缺点。

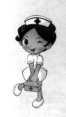

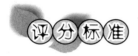

影响尿生成的因素实训技能考核评价标准

测试项目	技能要求	分值	得分
素质要求	仪表端庄,服装整洁;态度认真;遵守纪律	10	
实训准备	熟悉实训理论内容、按要求准备好实训用品	10	
实训操作	一、实训操作规范	45	
	1. 仪器连接及参数设置		
	2. 麻醉、手术操作规范		
	3. 尿液收集方法		
	4. 颈总动脉插管		
	5. 组员间相互配合情况		
	6. 认真观察并记录血压、尿量		
	二、结果:正确观察、记录数据	15	
操作后整理	按要求清洁整理实训器材、实验台	5	
作业	按时完成实训报告和作业题	15	
合计		100	

（吴　俊）

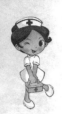

实训十八　瞳孔对光反射

实训目标

1. 观察瞳孔对光反射,熟悉瞳孔对光反射的途径。
2. 熟悉瞳孔对光反射在临床上的意义。

实训原理

眼受到光线刺激时,发生瞳孔缩小的现象,称为瞳孔对光反射。检查瞳孔对光反射可了解与其反射有关的结构、功能是否异常。

实训对象和用品

实训对象:人。

实训用品:手电筒、遮光板。

实训内容与方法

1. 直接对光反射　在较暗处,先观察受试者两眼瞳孔大小,然后用手电筒照射受试者一眼,观察其瞳孔变化;停止照射,再观察其瞳孔变化。

2. 间接对光反射　用遮光板将受试者鼻梁两侧视野分开,检查者用手电筒照射一眼,观察其另一眼的瞳孔变化。

实训注意事项

1. 瞳孔对光反射光源应从眼侧面移至瞳孔。

2. 用遮光板将受试者鼻梁两侧视野分开,检查者用手电筒照射一眼,应避免照射到另一眼。

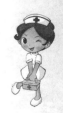

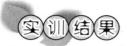

1. 在较暗处,先观察受试者两眼瞳孔大小,然后用手电筒照射受试者一眼,立即可见其瞳孔_____;停止照射,瞳孔_____。

2. 用遮光板将受试者鼻梁两侧视野分开,检查者用手电筒照射一眼,可见另一眼瞳孔_____。

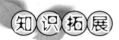

_____

_____。

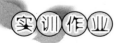

维生素 A 缺乏致夜盲症

人眼底的视网膜上有视锥细胞和视杆细胞,这两种细胞中都存在同一种光感物质即视紫红质。其中视锥细胞在强光下(白天)观看物体,而视杆细胞在弱光下(黑夜)观看物体,这两种细胞中的感光物质实际上是由维生素 A(视黄醇)参与的蛋白质。当光照射时,这种蛋白质发生结构的改变,随之引发神经冲动传入大脑形成影像,而视紫红质自身则"褪色"(分解),若此时进入暗处,由于视紫红质消失,眼就对光不敏感了,这时就看不见物体。在正常情况下,人体内有足够的维生素 A,在视网膜和肝脏酶的作用下,促进视紫红质再生,恢复对光的敏感性。如果机体缺乏维生素 A,视紫红质的再生不仅缓慢而且不完全,当人从亮处进入暗处时,很长时间看不清物体,我们把这种现象叫做暗适应能力下降(根据暗适应能力可以测一测自己的维生素 A 水平),即人们常说的"夜盲症"。有人形容人的眼睛就像一台精密的照相机,视网膜就像照相机的底片,将眼睛接收到的信息和感光进行显像,最后在大脑中形成视觉,而维生素 A 就是底片中的感光物质。

1. 瞳孔对光反射有何生理学意义?

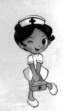

2. 为什么瞳孔对光反射是双侧性的?

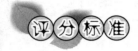

瞳孔对光反射实训技能考核评价标准

测试项目	技能要求	分值	得分
素质要求	仪表端庄,服装整洁;态度认真;遵守纪律	10	
实训准备	熟悉实训理论内容、按要求准备好实训用品	10	
实训操作	一、实训操作规范		
	1. 直接对光反射操作规范	45	
	2. 间接对光反射操作规范		
	二、结果:正确记录并分析结果	15	
操作后整理	按要求清洁整理实训器材、实验台	5	
作业	按时完成实训报告和作业题	15	
合计		100	

（吴　俊）

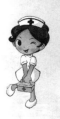

实训十九 声波传导途径的检测

实训目标

1. 掌握声波的气导和骨导传导途径。
2. 比较两传导途径的特征。
3. 熟悉两传导途径的变化对临床听力损伤判定的意义。

实训原理

正常人内耳接受的声波刺激主要经外耳道、鼓膜和听小骨链传入,此即气传导途径。声音亦可由颅骨、耳蜗骨壁传入内耳,此为骨传导。正常人气传导的效率较骨传导好,但气传导发生障碍时,骨传导仍可进行,甚至更强。本试验通过振动的音叉置放位置、时间不同,让受试者说明声音强度的变化,以比较声音的气传导和骨传导两种途径的特征,并借此来鉴别传导性耳聋和神经性耳聋。

实训对象和用品

实训对象:人。
实训用品:音叉(频率为 256 Hz 或 512 Hz)、棉球。

实训内容与方法

1. 比较同侧耳的气传导和骨传导(任内氏试验)

(1)室内保持安静,检查者敲响音叉后,立即将音叉柄置于受试者一侧颞骨乳突部,此时受试者可以听到音叉震动的嗡嗡声,且音响随着时间的延续而逐渐减弱,最后听不到。一旦听不到声音,检查者立即将音叉移至受试者外耳道口处,此时受试者又可重新听到声音。相反,如将震动的音叉先置于外耳道口处,待听不到声音后,再将音叉柄置于颞骨乳突部,受试者仍听不到声音。这说明正常人气传导时间比骨传导时间长,临床上称为任内氏试验阳性。

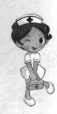

（2）用棉球塞住同侧外耳道（相当于空气传导途径障碍），重复上述试验，会出现空气传导时间等于或小于骨传导时间，此即称为任内氏试验阴性。

2. 比较两侧耳的骨传导（魏伯氏试验）

（1）将敲响的音叉柄置于受试者前额正中发际处，比较两耳感受到的声音响度是否相同。

（2）模拟气传导障碍试验：用棉球塞住一侧外耳道，重复上述试验，比较两耳感受到的声音响度有何变化。

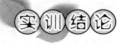

1. 敲响音叉，不要用力过猛，可在手掌或大腿上敲击，切忌在坚硬物体上敲击。
2. 在操作过程中，只能用手指持住音叉柄，避免叉支与皮肤、毛发或任何物体接触。
3. 音叉放在外耳道口时，应使叉支的振动方向对准外耳道口，并与之相距 1～2 cm。

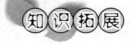

1. 魏伯氏试验：将敲响的音叉柄置于受试者前额正中发际处，比较两耳感受到的声音响度_____。

2. 模拟气传导障碍试验：用棉球塞住一侧外耳道，将敲响的音叉柄置于受试者前额正中发际处，两耳感受到声音响度的变化是_____。

实训结论

_____

_____。

知识拓展

听力障碍的预防

听力障碍影响语言的发育，也影响智力、心理和精神神经方面的发育，它给机体带来的障碍是多元性的——既有生理方面的，也有社会方面的。因此，我们不但要有相对规范的治疗康复手段，更要有相对完善的预防措施。

一、优生优育

优生优育是避免遗传性听力障碍的有效途径。对于有遗传性疾病家族史的患者要

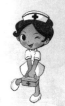

进行遗传学检查和评价,避免近亲结婚,强调婚前医学检查都是必不可少的。

妇女在怀孕期间,尤其是在前三个月以内,往往是胎儿内耳发育阶段,要注意避免接触耳毒性药物、物理射线的照射、病毒感染、一氧化碳中毒等易引起胎儿内耳发育畸形的因素。

二、婴幼儿期听力障碍早发现、早诊断、早治疗、早康复

4 岁以前的婴儿听力能力对于言语的习得非常重要,不同程度的听力障碍可以导致小儿语言发育迟滞、构音障碍以及不能获得语言。早期发现儿童的听力障碍、早期进行介入干预,可以避免因听力障碍带来的社会沟通能力障碍,具有现实意义。

三、避免应用耳毒性药物

临床上要合理用药,避免使用耳毒性药物如链霉素等氨基糖苷类抗生素,尤其是对于婴幼儿、家族成员易感者、以往应用过类似药物的以及听力轻度异常的个体。

四、及早治疗可能引起耳聋的病因

1. 全身疾病的治疗 对于可能引起耳聋的全身基础疾病如高血压、糖尿病、肾病等要控制,合理用药,避免累及听功能。

2. 局部疾病的治疗 对于引起耳聋的常见耳部疾病如慢性化脓性中耳炎、慢性分泌性中耳炎、耳硬化症以及突发性耳聋要积极治疗,避免引起听力障碍。

五、做好相对噪音的防护

避免长时间处在噪音环境中,长期持续佩戴耳机等造成噪音性耳聋的易感因素非常重要。此外,对于在噪音环境中工作的人群,要注意职业防护和定期复查检测个体的听力。

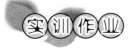

1. 比较气传导与骨传导有何不同。

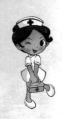

2. 如何通过任内氏试验和魏伯氏试验鉴别传导性耳聋和神经性耳聋?

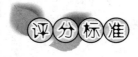

声波传导途径检测实训技能考核评价标准

测试项目	技能要求	分值	得分
素质要求	仪表端庄,服装整洁;态度认真;遵守纪律	10	
实训准备	熟悉实训理论内容、按要求准备好实训用品	10	
实训操作	一、实训操作规范 1. 正确比较同侧耳的气、骨传导(任内氏试验) 2. 正确比较两侧耳的骨传导(魏伯氏试验)	45	
	二、结果:比较气、骨传导的传导途径及效果,分析其临床意义	15	
操作后整理	按要求清洁整理实训器材、实验台	5	
作业	按时完成实训报告和作业题	15	
合计		100	

(吴　俊)

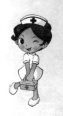

实训二十 反射时测定和反射弧分析

实训目标

1. 学会脊蟾蜍制作方法及反射时的测量方法。
2. 观察并分析屈反射和搔扒反射。
3. 正确掌握反射弧各部分在反射中的作用。

实训原理

在中枢神经系统参与下,机体对刺激所作的规律性应答称为反射。较复杂的反射需要较高级中枢部位的整合,而一些较简单的反射,只需通过脊髓就能完成。例如将动物的高位中枢切除,而仅保留脊髓的动物称为脊动物,此时动物产生的各种反射活动为单纯的脊髓反射。反射活动的结构基础是反射弧,它包括感受器、传入神经、神经中枢、传出神经和效应器五部分。反射弧的任一部分受到破坏,均不能实现反射活动。

实训对象和用品

实训对象:蟾蜍。

实训用品:蛙类手术器械一套、铁支架、铁夹、电刺激器、刺激电极、棉球、纱布、培养皿、烧杯、0.5%硫酸。

实训内容与方法

1. 取蟾蜍一只,用粗剪刀横向伸入口腔,从鼓后缘处剪去颅脑部,保留下颌部分。以棉球压迫创口止血,然后用铁夹夹住下颌,悬挂在铁支架上。此外,也可用探针由枕骨大孔刺入颅腔捣毁脑组织,以一小棉球塞入创口止血制备脊蟾蜍。

2. 用培养皿盛0.5%硫酸溶液,将蟾蜍左侧后肢的脚趾尖浸于硫酸溶液中,观察屈腿反射有无发生。然后用烧杯盛自来水洗去皮肤上的硫酸溶液。

3. 绕左侧后肢在趾关节上方皮肤作一环状切口,将足部皮肤剥掉,重复步骤2,观察

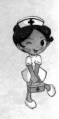

结果如何。

4. 按步骤 2 的方法以硫酸溶液刺激右侧脚趾尖,观察反射活动。

5. 在右侧大腿背侧剪开皮肤。在股二头肌和半膜肌之间分离,找出坐骨神经,在神经上作两个结扎,在两结扎间剪断神经。重复步骤 4。观察结果如何。

6. 以重复电刺激右侧坐骨神经中枢端,观察腿的反应。

7. 以探针捣毁蟾蜍之脊髓后重复步骤 6。

8. 刺激坐骨神经外周端,观察同侧腿的反应。

9. 直接刺激右侧腓肠肌,观察其反应如何。

实训注意事项

1. 剪颅脑部位应适当。太高,则部分脑组织保留,可能会出现自主活动;太低,则伤及上部脊髓,可能使上肢的反射消失。

2. 浸入硫酸的部位应限于趾尖,勿浸入太多。

实训结果

1. 用培养皿盛 0.5% 硫酸溶液,将蟾蜍左侧后肢的脚趾尖浸于硫酸溶液中,观察屈腿反射,结果:_____。

2. 绕左侧后肢在趾关节上方皮肤作一环状切口,将足部皮肤剥掉,重复步骤 2,结果:_____。

3. 按步骤 2 的方法以硫酸溶液刺激右侧脚趾尖,观察反射活动,结果:_____。

4. 在右侧大腿背侧剪开皮肤。在股二头肌和半膜肌之间分离,找出坐骨神经,在神经上作两个结扎,在两结扎间剪断神经。重复步骤 4,结果:_____。

5. 以重复电刺激右侧坐骨神经中枢端,观察腿的反应,结果:_____。

6. 以探针捣毁蟾蜍之脊髓后重复步骤 6,结果:_____。

7. 刺激坐骨神经外周端,观察同侧腿的反应,结果:_____。

8. 直接刺激右侧腓肠肌,结果:_____。

实训结论

_____

_____。

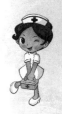

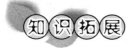

脊休克

有许多反射可在脊髓水平完成，但由于脊髓经常处于高位中枢的控制之下，故其本身具有的功能不易表现出来。当脊髓与高位中枢突然断离后，断面以下的脊髓会暂时丧失反射活动的能力而进入无反应状态，这种现象称为脊休克。脊休克的主要表现为离断面以下脊髓所支配的躯体和内脏的反射活动均减退或消失，如骨骼肌的紧张性降低甚至消失、外周血管扩张、血压下降、发汗反射消失、大小便潴留等。之后，一些以脊髓为基本中枢的反射活动可逐渐恢复，恢复的速度与动物进化水平和个体发育状况有关。如蛙在脊髓断离后数分钟可恢复；犬于数天后恢复；人类则需要数周以至数月才能恢复。较简单和较原始的反射先恢复，血压也逐渐升至一定水平，并有一定的排便、排尿能力，但离断面以下的知觉和随意运动能力永久丧失。

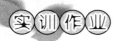

1. 在本实验中，屈肌反射的反射弧包括哪些具体组成部分？

2. 如将硫酸刺激改为电刺激，实验效果将如何？为什么？

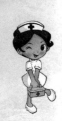

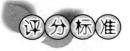

反射弧测定和反射弧分析实训技能考核评价标准

测试项目	技能要求	分值	得分
素质要求	仪表端庄,服装整洁;态度认真;遵守纪律	10	
实训准备	熟悉实训理论内容、按要求准备好实训用品	10	
实训操作	一、实训操作规范	45	
	1. 准备好实训用品并按要求做好正确标记		
	2. 制备脊蛙操作规范正确		
	3. 反射弧测定操作规范		
	4. 组员间相互配合情况		
	5. 认真观察并记录实验结果		
	二、结果:根据实训结果,分析反射弧的组成	15	
操作后整理	按要求清洁整理实训器材、实验台	5	
作业	按时完成实训报告和作业题	15	
合计		100	

（吴　俊）